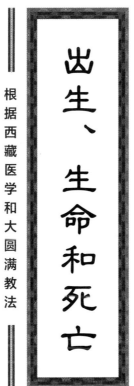

出生、生命和死亡

根据西藏医学和大圆满教法

Wilson Wei 译　无央 校译

南开诺布 ◎ 著

青海人民出版社

图书在版编目（CIP）数据

出生、生命和死亡：根据西藏医学和大圆满教法 /
南开诺布著；Wilson Wei译. -- 西宁：青海人民出版
社, 2017.4 (2023.6重印)
ISBN 978-7-225-05327-1

Ⅰ.①出… Ⅱ.①南… ②W… Ⅲ.①藏医—通俗读物
Ⅳ.①R291.4-49

中国版本图书馆CIP数据核字（2017）第088082号

出生、生命和死亡
——根据西藏医学和大圆满教法

南开诺布　　著

Wilson Wei　译

出 版 人　樊原成
出版发行　青海人民出版社有限责任公司
　　　　　西宁市五四西路71号 邮政编码：810023 电话：（0971）6143426（总编室）
发行热线　（0971）6143516 / 6137730
网　　址　http://www.qhrmcbs.com
印　　刷　陕西龙山海天艺术印务有限公司
经　　销　新华书店
开　　本　890mm×1240mm　1/32
印　　张　6.125
字　　数　110千
版　　次　2017年6月第1版　2023年6月第4次印刷
书　　号　ISBN 978-7-225-05327-1
定　　价　42.00元

愿此书，功德之源，
帮助在万有之海中徘徊的一切众生，
证悟阿底佐巴钦波的状态，
并获得普贤王如来的永恒胜利境界。

前 言

1983 年，南开诺布仁波切在意大利威尼斯召开西藏医学国际大会的时候写下写了一本意大利语标题为 *"Nascere e Vivere"*[①]（英文出版书名为《关于出生和生命》）的作品。后来，由于有新的需要，他在此书基础之上增加了另一个关于"死亡"的部分，并且扩展了前两个部分。该书于 2001 年在大圆满同修会南美所在地之一的北火山营（委内瑞拉的玛格瑞塔岛）完成了修订版。

本书共分四大部分：在"西藏医学要义介绍"当中，南开诺布仁波切展现了传统西藏医学的基本原则，让读者能够掌握后面所要讨论的一些要点。

第一部分"出生"，南开诺布仁波切点到了很多相关的主题，包括从生命在子宫里受孕的原因到怀孕妇女应当遵循的行为。

---

① 原标题为 *Skye zhing 'tsho la 'chi ba*。

第二部分"生命",南开诺布仁波切以所谓的众生的"三门",即身、语、意的讲解开始,并解释了活在良好健康当中的途径。他展示了引起体液失衡从而产生疾病的因素,食物和饮料的属性,在不同环境中所要遵循的各种类型的行为,等等。这些主题被大量从传统西藏医药中提取出来,是以一种易用而全面的方式展示出来的。

在阐明了基本概念之后,南开诺布仁波切在这一节的第二部分,强调了在生命的所有方面自始至终保持持续的正念觉知之流的重要性。他强调了这个基本原则为何不仅是大圆满行者一个不可缺少的品质,并且也是快乐生活和良好健康的基础。

南开诺布仁波切强调了消除自私和偏见以及满足我们命运的需要。然后他介绍了大圆满的体系,对心及其本质做出了区分。他用大圆满的术语解释心的本性为"本自圆满的本初潜能"①。他描述了它的空性本体、清明自性和无间潜能的三种品质,根据这个体系的古代文本,采用了镜子及其影像的例子。

---

① 藏语为 *gzhi gnas lbun grub kyi thugs rje*。

他介绍了明觉的状态①，即大圆满②教法的原则要领，并说明了要进入这个体系和如法地遵循它，必须超越任何接受或拒绝我们个人状况的想法。

第三部分"死亡"，南开诺布仁波切写的是关于死亡的性质和我们面对它的态度。大部分讲解都是关于四种"中间过渡状态"或者中阴状态：在出生和死亡之间的中阴（处生中阴）、临死中阴、实相中阴③，以及投生中阴④。对于每一个中阴状态，他都传达了能够使一个人获得解脱的精要指示。

---

① 藏语 *rig pa skad cig ma*。

② 阿底佐巴钦波或者大圆满是佛教教法的精髓。然而，大圆满并非由历史上的佛陀所明确传授，其源头隐藏在久远的过去。在我们这个劫数当中的大圆满是由噶饶多杰（梵语为 Prahevajra，极喜金刚）上师所教授的，他的本源国是邬金国（印度的西北方向）。

"佐钦"这个词语，表示"完全圆满"，是指个体的本初状态，也就是我们本自圆满的状态，以及让我们能够认识这个状态的教法。大圆满既不是一个宗教，也不是一套哲学体系，而是对于个体的本初状态的一种真知的传承，超越了任何种族、宗教或者哲学的标签。这种知识经验可在任何人身上升起，无关乎此人是否追随了诸如印度教、基督教等等的宗教，或者此人是一个唯物主义者，还是根本没有任何信仰。成为一个大圆满修行者并不意味着改变生活中的任何事情，也不是要变成某个体系的"追随者"，更不是要遵循某个基于有限概念的哲理。在大圆满里，禅修并没有一个特定的对境，也不通过心意的造作来创造人为的架构。大圆满并不基于必须遵守的规矩来规范行为。每一个行为都必须由个体的觉知来统摄。

③ 实相中阴，又译为法性中阴——校注。

④ 投生中阴，又译为受生中阴——校注。

通过一种巧妙、睿智和没有局限的慈悲的方式，此书帮助我们领悟到正念和觉知的原则——作为大圆满教法和修法的基础的同一个原则——必须统摄生命中的一切环境情况。

此书的前两个章节"出生"和"生命"，2007 年由南开诺布仁波切和 Enrico Dell'Angelo 共同翻译为意大利语并由象雄出版社以意大利语 "Nascere e vivere" 和英文 "On Birth and life" 的名称出版。《出生、生命和死亡》的首次英语翻译主要基于意大利翻译本，翻译大部分是由 Andrew Lukianowicz 完成，并且由 Elio Guarisco[①] 改编、Nancy Simmons 最终编辑定稿的。

现在经过修订和增补的藏文版本是译者 Elio Guarisco 在作者和 Adriano Clemente 的友善帮助下，并且在 Fabian Sanders, Igor Legati 和 Maurizio Mingotti 的协助下完成翻译的。

我们要感谢以 Oliver Leick 为代表的国际象雄学院藏语研究院的鼓励并支持了此书的翻译。

Elio Guarisco

① Elio Guarisco，将本书从藏文本翻译成英文本的译者。

目 录
CONTENTS

1 西藏医学要义介绍

55　生命

出生、生命和死亡

西藏医学要义介绍

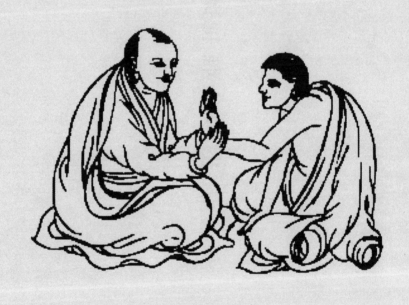

体液的性质和身体的器官组织

　　人类的身体是医药科学的基础或者根源。身体必须被理解为一个体液和器官组织的蕴合体，在藏语里分别叫作 *duwa*（杜瓦）和 *kham*（康）。如果我们希望得到关于身体基本性质的完整知识，就必须全面检查体液和器官组织，它们的性质、类型、主要特点、功能和状况，以及二者之间的相互联系：人类的身体是如何通过它们起源、形成和达到全面发展、继续生活的。我们需要了解对生命不利的情况；这些情况产生的主要和次要原因，以及克服它们的方法。

　　"基本性质"并非是口头上的说法，而是构成我们身体的具体和真实状况的基础，严格地说，必须得到每一个活着的人类的高度关注。通过学习体液和器官组织在其起始、中间和结尾三个阶段的性质，我们就能够明白我们身体的状况以及对身体的各种

西藏医学要义介绍

不利因素是如何产生的。了解了这些，我们就能够发现让我们从不利因素中自然解脱的方法，从而恢复身体和生命的和谐。

藏语 *duwa*，即体液，通常的意思是指"一个集合"；但是在这个医学语境当中，这个词是指一种具有特定能力来创造、维持和毁灭生命的基本潜能，以具有三种区分明显的性质和作用为特征。这三者在一个人身上的集合或者共存就叫作 *duwa* 或者体液。

这三种体液维系了人类身体的形成、保持和灭亡，因此构成了每一个人的基础，包括男性和女性。这三者就是：具有风大元素的运动属性的风大体液；具有热也就是火大元素的燃烧属性的胆汁体液；以及兼具地大元素的坚固和稳定品质和水大元素的潮湿属性的"培根"（黏液）体液。①

风大、火大和水大三种元素构成了三种体液的功能的基础或者支撑。在跟元素相关的体液的解释方面，通常认为风大体液是跟风大元素相应，胆汁体液跟火大元素相应，而培根体液跟水大元素相应。在密咒乘②传统当中，通过火大、风大和水大三种元素的力量和作用——分别是 Ram（让）、Yam（样）和 Kham

---

① 风大体液，藏语 *rlung*；胆汁体液，藏语 *mkhris pa*；培根体液，藏语 *bad kan*。
② 密咒乘（梵语 Guhyamantra，藏语 *gsang sngags*）是金刚乘或者密乘的同义词。

（康）①——污损能够得以去除，不净得以洁净，这就是由火大燃烧，由风大驱散，并由水大清洗。在这个特定背景下，我们就可以清楚地理解这三种元素的力量的性质。

大多数西藏医学文本都谈到"扰乱性体液"和"被扰乱的器官组织"，是关于"什么在扰乱"和"什么被扰乱"的。从身体起源开始、成形到完全发育，乃至在它的全部寿命之内，体液的三种不同潜能会伴随各种不利的意外情况成为扰乱机体的因素。而且，它们也具有成为导致身体完全灭亡的助缘的特定能力。因此，它们的这种特殊方面的能力被称为"扰乱者"。然而，我们应该明白这个说法并非暗示体液性质未改变之前总是会扰乱身体。

体液的类型

有三种不同的体液，性质和力量各不相同：风、胆和培根（痰或者黏液）。每一种都有不同的细分、主要特征和身体的所在位置。

---

① 在密乘当中，Ram、Yam、Kham 的字母分别代表火、风和水，被用作观想和念诵，以此来做净化，比如净化在各种仪轨中供养的物品。

风的五种类型

风大体液具有五个不同的方面或者类型：

1. 持命风

2. 上行风

3. 遍行风

4. 伴火风

5. 下泄风

胆汁的五种类型

胆汁体液具有五个不同的方面或者类型：

1. 消化胆汁

2. 变色胆汁

3. 能作胆汁

4. 能视胆汁

5. 增加身体亮度的胆汁（明色胆汁）

培根（黏液或痰）的五种类型

培根体液具有的五个不同的方面或者类型：

1. 维持培根（能化痰）

2. 混合培根（能依痰）

3. 尝味培根（能味痰）

4. 满足培根（能足痰）

5. 连接培根（能合痰）

风大体液的六个主要特征

具有六种品质的风大体液的主要特征：

1. 粗

2. 轻

3. 动

4. 微

5. 寒

6. 硬

- 粗是指其性质粗糙。这是指，比如舌头和粗糙皮肤以及皮肤上的刺激感受，哪怕是用柔软的织物碰触。

- 轻是指其性质具备轻的特点，也暗指疗法方面的轻。这是指，比如身体或者心理的轻安，或者是通过简单的按摩、吸入烟熏 ① 等方法来改善疾病状况。

- 动是指变动的倾向而不愿意安住在一个地方。这是指，比如心理烦躁、躁动的愿望、大的病变、变化的疼痛和肿胀、病症的持续剧烈转变、脉象不稳。

- 微是指，比如风通过皮肤毛孔进入而引起的身体毛发竖立，在指甲下和牙齿间的刺痛感，以及身体各个部位的麻痹和刺痛感。

- 寒不仅是指寒冷，也包括缺乏热性。这是指，比如打冷战以及希望处于温暖之处，获得温暖食物和饮料。

- 硬不但是指坚硬，而且指难以成熟。这是指，比如说肿胀的地方由于硬而难以转为脓肿，不容易退烧，以及由于腹部僵硬引起便秘。

---

① 藏语 *dri gsur*，通常指燃烧大麦发出的烟，吸入就可以减轻风大体液的扰乱。

胆汁体液的七个主要特点

胆汁体液的主要特点包括七个品质：

1. 热

2. 锐

3. 轻

4. 臭

5. 泻

6. 湿

7. 腻或者油腻

- 热是指其性质如同沸水，因而能够"燃烧"身体的机体。这是指，诸如由热引起的身体病痛从而希望进食凉食和进行"冷行为"①。

- 锐是指其作用快速。这是指，比如容易退烧，肿块容易化脓，疾病的快速发展会突然危及生命。

- 轻并非跟重量有太大关系，而是指治疗方面的"轻"。这是指，比如跟其他体液扰乱无关的高烧能够通过四种冷疗

---

① 喜欢阴冷之处和穿轻薄衣物，等等。

法 ① 轻易退去。

· 臭是指难闻的气味。这是指诸如汗味、口气、尿、粪便或者疾病的气味。

· 泻是指由腹泻引起的肠脏空虚的情况。这种情况的标志是由哪怕部分不适当的起居饮食引起的腹泻。

· 湿是指"不干"和湿性的情况。这是指诸如稀粪便和稀的黏液。

· 腻并不太多指具有油性，而是指其外在方面油腻。这是指，比如脸上或者皮肤毛孔上的油。

培根（黏液）体液的七个主要特点

培根（黏液）体液的主要特点中所包含的七个品质：

1. 凉

2. 重

3. 钝

---

① 四种冷疗法（chu bzhi），字面意思为"四种水"：寒性饮食（诸如清淡和没有营养的食物），寒凉性质的行为（例如待在寒凉的地方），寒性的药物（诸如樟脑），以及寒凉性质的外部疗法（诸如放血）。

4. 腻

5. 柔

6. 稳

7. 黏

- 凉不仅是指缺乏热量，也包括十分寒凉。这是指比如缺乏体热和越来越强烈的对温热行为和饮食的渴求。

- 重是指"沉重"，包括在医疗语境中，这是因为培根的滞重性质。这是指比如患病期间对治疗反应缓慢。也是指心理和身体上的滞重，以及疾病一旦发生后难以克服。

- 钝是指不能进入细微处。这是指比如无法穿透皮肤毛孔，疾病进展缓慢，以及致命病变的速度缓慢。

- 腻是指组成培根物质的性质黏腻。这是指例如腹泻时的大便、呕吐物和其他排泄物黏腻。

- 柔是指培根的柔软性质。这是指，例如柔软的舌头，顺滑的皮肤，或者带有少许疼痛的轻微疾病。

- 稳是指不容易变化。这是指任何稳定的方面，比如稳定的疼痛，持续的肿胀、肿瘤或者疾病。

- 黏是指其质地黏腻胶着。这是指例如在腹泻、呕吐、唾液、黏液中出现的黏性物质。

体液和器官组织的主要特征

风	胆汁	培根（黏液或痰）
粗	热	凉
轻	锐	重
动	轻	钝
微	臭	腻
寒	泻	柔
硬	湿	稳

　　要让我们身体的体液和器官组织一直保持在最佳状态，我们必须根据三种体液的主要特点来平衡食物的潜能和味道，或者行为、药物和外部疗法的潜能，以此来修复任何出现的扰乱。因此非常重要的是在日常生活的所有情况下，要对我们所食用的食物的味道、潜能和属性有一个全面的了解。这样才能够让我们根据自己的经验来正确区分什么是有益和有害的，因而能够让我们持续地提高我们的生命质量。

风大体液的一般所在位置

　　风大体液主要位于脑部神经、心脏和骨骼当中。

风大体液的具体所在位置

· 持命风（气）主要是在头部和脑部。

· 上行风（气）主要在胸部。

· 遍行风（气）主要在心脏。

· 伴火风（气）主要在消化道。

· 下泄风（气）主要在肛门附近区域。

胆汁体液的一般所在位置

胆汁体液的所在位置主要在消化道、肝脏、胆囊和血液中。

胆汁体液的具体所在位置

· 消化胆汁主要在食物未被消化的胃部和食物已经被消化的
大肠之间。

· 变色胆汁主要在肝脏里。

西藏医学要义介绍

- 能作胆汁主要在心脏内。

- 能视胆汁主要在眼睛部位。

- 明色胆汁主要在皮肤部位。

培根（黏液）体液的一般所在位置

培根（黏液）体液主要位于唾液腺、脾、胰、胃、肾和胆。

培根（黏液）体液的具体所在位置

- 维持培根（能化痰）主要在胸部。

- 混合培根（能依痰）主要在胃部。

- 尝味培根（能味痰）主要在舌。

- 满足培根（能足痰）主要在头部。

- 连接培根（能合痰）主要在关节部位。

风大体液的一般功能

风大体液的主要功能是主持五根的感受，诸如视觉，觉知的生起，身体和四肢的运动，呼气和吸气，吞咽食物和饮料，通过血液循环把营养精华带入身体内，产生身体孔道打开和闭合的力量以滞留或排出粪便和尿液，等等。

风大体液的具体功能

· 持命风流经喉部、胸部和神经，主管吞咽、吸气和呼气，打喷嚏和打嗝；它保持了眼睛和其他感官的清楚感知以及维持大脑功能。

· 上行风流经鼻、舌和声门神经，主管说话，加强身体精力，改善外貌和能量，并有益于觉知。

· 遍行风通过血液循环来输送生命精华。另外，它遍布身体的整个神经系统，主管手脚的屈伸和大多数的其他运动，诸如穴口的打开和闭合。

· 伴火风流经肠脏的神经，使食物和饮料得以消化，分离乳糜和废物，成熟身体的器官组织。

· 下泄风流经大肠神经、乙状结肠、膀胱、卵巢和精囊，主
  管排出或者保留精子、月经、粪便和尿液。

胆汁体液的一般功能

胆汁体液的主要功能包括产生身体的光泽和热量，诸如消化
热，维持身体的正常温度，通过饥饿和口渴来刺激吃和喝，有利
于消化食物和饮料，把营养物质转化为身体器官组织的物质，产
生勇气，等等。

胆汁体液的具体功能

· 消化胆汁调整食物和饮料的消化，并促进养分和废物的分
  离。此外，它产生各个方面的正常体热，同时增加诸如变
  色胆汁的其他四种类型的胆汁体液的强度。

· 变色胆汁通过处理养分，生成每一个特定器官组织的颜
  色，诸如血液的红色和胆汁液的黄色。

· 能作胆汁引发自豪和聪慧，以及促进我们达成自身目标。

· 能视胆汁使我们具有看见形状和颜色的能力。

· 明色胆汁能够让皮肤和所有器官组织具备光泽。

培根（黏液）体液的一般功能

培根的主要作用是：产生身体的潮湿，诸如唾液、胃液等，保持这些潮湿的方面，混合和消化食物，增加和使得身体柔软，使心安定和导致睡眠。

培根（黏液）体液的具体功能

· 维持培根增进诸如混合培根等其他四种培根的力量。尤其是通过各个相应的腺体，刺激所有身体腺液的产生，诸如唾液和胃液。

· 混合培根分解和很好地混合各种类型的食物。

· 尝味培根使得（我们）具有清楚地分辨各种味道的能力：甜、酸、咸，等等。

西藏医学要义介绍

- 满足培根使眼根和其他感官得到满足。

- 连接培根产生关节内的润滑液，促进四肢的拉伸和屈曲。

体液的类型、所在位置和功能

	类型	持命	上行	遍行	伴火	下泄
风	位置	头顶和脑	胸部	心脏	消化道	肛门部位
	功能	吞咽、呼吸、感知	说话、身体力量、能量、记忆力	血液循环、养分输送	消化、分离养分和废物、器官组织的成熟	排出或截留粪便
	类型	消化	变色	能作	能视	明色
胆	位置	胃和结肠之间	肝脏	心脏	眼睛	皮肤
	功能	消化食物和饮料	使器官组织有颜色	促进达成目标	使感知形状和颜色	增加皮肤和面色光泽
	类型	维持	混合	尝味	满足	连接
培根	位置	胸	胃	舌	头	关节
	功能	维持其他类型的培根，产生液体	混合食物	使能辨别不同味道	使诸根满足	主管四肢屈伸

器官组织

"器官组织"一词的藏语为 *kham*，是指身体的七种组成
部分：

1. 养分或乳糜

2. 血液

3. 肉

4. 脂肪

5. 骨骼

6. 骨髓

7. 生殖液或生命精华

器官组织的功能作用

器官组织或者其中身体构成的功能如下：

- 养分或乳糜帮助其他身体组织的生长，尤其是产生血液的
  基本来源。

- 血液产生整个有机系统的湿润，尤其是滋润生命力和使身

西藏医学要义介绍

体力量得以产生。

· 肉覆盖了身体的外部、内部和之间，如同黏土一般，尤其是实心和空心器官的重要基础。

· 脂肪为身体的大多数部分带来油润的品质。

· 骨骼支持了身体，维持其形状，特别是保护着感觉器官。

· 骨髓帮助身体精华和生命精华^① 的生长。

· 生命精华促进身体的光泽和健康，特别是保障了生殖。

体液和器官组织之间的关系

我们现在所拥有的身体是体液和器官组织的蕴合结果。它们的状况、关系和功能取决于它们一开始形成的方式。

体液和器官组织之间的关系是这样的：身体在它们（各种体液）的支持、互相依赖，刺激和互相调节的基础上生存，而当它们互相干扰和冲突的时候，身体就会消亡。

无论如何，当空性的清静实相也就是本体，其自性之明性显现为不同形态，被二元的不净所污染，显现为贪、嗔、痴三个方

---

① 生命精华（*kbu ba*）：指赋予身体和精液、卵液生命和光泽的生命精华。

面的烦恼之时，体液的最初之因在人体形成的初始就产生了。从这些烦恼当中，风、胆和培根（黏液）的体液就生成了，同时父精母卵，也就是体液的基本之因，使得生命在子宫中受孕。这就是体液是如何生成以及受孕是如何发生的。

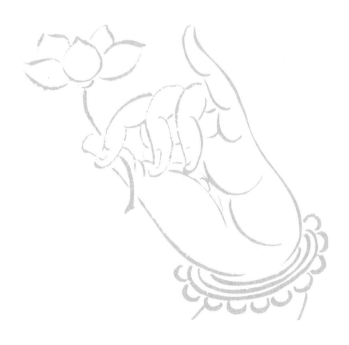

出
生

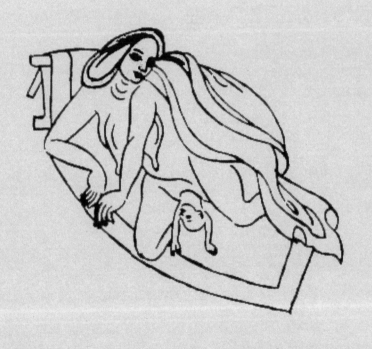

受孕的原因

生命在子宫中受孕的重要原因是男性的精子和女性的卵子结合。这两者通过助缘的促成，也就是元素精微能量的出现，就能够成为生命在子宫中孕育的基础。

必须让男性的精子和女性的卵子，也就是受孕的主因，消除任何的缺陷，并且适于作为受孕的有效因缘。

如果由于风大体液而使得精子和卵子有缺陷，精子和经血就会颜色暗黑和触感粗糙。如果缺陷是由胆汁体液造成的，它们就会微微发黄并且恶臭难闻。如果缺陷是由于培根体液所造成，它们的颜色会发灰，并且触感冰凉和黏稠。这种精子和卵子是不适于受孕的。

如果精子和卵子没有缺陷，则精液是丰润的白色，而经血是鲜红色，清而不杂，这种精子和卵子就适于受孕。

如果作为有促进作用的助缘的五大元素的能量没有全部齐备，即使精子和卵子两者都没有缺陷，也没有足够的力量受孕。例如，如果地大元素性质的能量缺失了，则由地大元素所产生的胚胎的粘固之因将不会存在。同样地，如果水大元素性质的能量缺失了，精子和卵子就无法合二为一；如果火大元素性质的能量缺失，精子和卵子就无法成熟；如果风大元素性质的能量缺失，胚胎就无法生长；如果缺乏了空大元素性质的能量，胚胎就无法长大。

受孕期

直到十三或者十四岁之前，女性的身体仍然在成长阶段，因此，由于仍在器官组织的培养和生长的进行过程当中，卵子没有形成的可能。在五十岁之后，随着身体的衰退，产生卵子的各种因缘逐渐停止作用，妇女也不再有月经。包括在哺乳期间，很多妇女都会停经。

对于不属于这两种情况的妇女，来自身体器官组织的卵子每个月都会在子宫中形成。通过下泄风的作用，卵子每个月都会下行到子宫口，然后随着持续三到七天的月经流出。有些妇女由于次要的环境因素，诸如体弱、偶然疲劳或者与她们的心理状态和社会环境有关的改变，会有不规则的经期和不同的月经量。

　　在月经期间，子宫会打开并保持如此十二天，因此在此期间，即使发生性行为也不大可能受孕，并且会对身体造成潜在伤害。主要的受孕期是在月经结束后的第九天开始，并且持续十二天时间；超过了这个时间之后，子宫就不再受孕了，因此通常不会怀孕。

怀孕的信号

　　怀孕初期有十分明显的信号：身休会突然感到疲累和沉重、心跳加速、停经，等等。在三十到四十天之后，怀孕妇女会感到恶心并伴随呕吐，唾液分泌更多，想吃酸的食物和饮料，偏食某类食物和饮料，不喜欢油腻食物。她会感觉到沉重，不想运动，并且嗜睡。她的乳房会增大，乳头颜色变暗，阴道分泌物增多，脉搏加速。这些信号都明确表示妇女怀孕了。

胎儿在子宫里的形成

　　随着卵子和精子的结合，脉道就形成了，构成了身体在起始阶段的基础。脉道在藏语中叫作 *tsa* 或者"根",因为它们是身体成形和存在以及分散的根本。

这些脉道,由元素的力量所统摄,分为两种:可见和不可见的。作为这两种脉道的结果,胎儿的身体开始形成;也由于它们,身体保持生命,并最终又通过它们而死亡。

关于不可见的脉道,首先出现的是脐脉,生命力的脉道就是由此产生的。当到达头部,生命力脉道[①]的上面部分就形成了大脑和其他脉道,叫作 *sum do ri*(*sum* 意为"三",do 是"点",ri是"构造"),导致了五根感官对客尘对境的认知。这条脉及其细脉行使了感知形色、声音、气味和味道的功能。由痴的烦恼所产生的培根体液在大脑中形成,因此培根(黏液)停留在身体的上部。

肝脏,也就是产生血液的基础,是由生命力脉道的中间部分形成的。在血液当中有产生胆汁体液的嗔的烦恼之因,因此胆汁是居于身体的中部。

从生命力脉道的最底下部分形成了生殖器官。贪的烦恼,也就是产生风大体液的因就住在这里。因此,风大住在身体的下部,跟实心和空心器官相连的八条隐藏着的主要脉道也形成了。

---

① 生命之脉(*srog rtsa*)在西藏医学当中主要是指腔静脉和主动脉。

从一个完全形成的人身来看，这些脉道分别是：

1. 中脉，是由生命力脉道从第二节脊椎开始分支形成的三条脉道中最大的脉，跟心脏相连。

2–3. 其他两条脉道，左右两条分支，跟肺部相连。

4. 在第七节脊椎处把肝脏跟生命力脉道相连的脉。

5. 在第十一节脊椎处与脾脏相连的较小的脉。

6. 在第一节脊椎处，连接输精管或输卵管的一条脉。

7–8. 在第二节脊椎处，分别跟左右肾脏相连的两条脉。

这些脉道没有一条是外在可见的，因此叫作"主隐脉"。

十三条叫作"十三丝线"[①]的隐藏的脉谊（或者神经）也形成了。它们从脊髓中跟实心和空心的器官相连。从一个完全形成的人身来看，这些脉道分别是：

· 跟心脏和小肠相连的四条风脉。

· 跟横膈膜、肺和人肠相连的四条胆脉。

· 跟胃、脾、肾和膀胱相连的四条培根脉。

· 以及最后的一条脉，结合了风、胆和培根，连接着精囊或卵巢。

这些脉道也是外在不可见的，因此称为"隐藏起来的"。外

---

① 藏语 *dar gyi dpyang thag bcu gsum*。

在可见的脉道是血管，也叫作黑脉，包括了静脉和动脉、淋巴管以及脑神经和脊髓神经。在这些脉道当中，也有内风在循环流动。这些脉能够调节体液和器官组织二者。特别是，跟生命力脉道相连的八条主要的隐脉以及跟脊髓相连的十三条隐藏的丝线脉，调节了体液和器官组织等等，并成为个体的身体维持或者消亡的主因。另外，外在可见的脉道都跟身体的其他大部分脉道相连，并且控制着它们。所有这些主要的脉道都是以渐进的方式生成的。

胎儿里的元素的作用

集中在精子和卵子里的是最为精微的元素能量，所谓同时发生的状况，父精的潜能由此主要生成了骨骼、大脑和脊髓，而母亲卵子的潜能主要生成了胎儿的血、肉以及实心和空心的器官。

身体的各个组成部分通过元素的作用以以下方式来生长：

通过地大的品质，身体中更为坚固的部分得以成长，诸如肉和骨骼，尤其是嗅觉器官，即鼻子。通过水大的品质，身体的液体增加，诸如血液以及味觉器官，即舌头。通过火大的品质生起体热、颜色，以及光亮的肤色，尤其是视觉器官，即眼睛。通过风大的品质，呼吸（吸气和呼气）和内风得以生成，尤其是整个身体的触觉。通过空大的品质，内部的腔体和外部的洞孔得以生成，特别是感受声音的器官，即耳。

影响胎儿性别的助缘

西藏药典中说，如果是父精为主，则胎儿的性别为男性，如果是母卵为主，则为女性。这个原则看起来跟其他相关典籍中所说的一致，里面说如果在交合之时男性有更多的激情体验，就会生男孩；而如果是女性感到更为激情，则会生女孩。另外，一些密续有说胎儿性别的决定也取决于外部的巧合因素。例如，如果交合是在上弦月期间发生，就有很大可能会怀上男孩；如果是在下弦月期间发生，就更有可能怀上女孩。

密续还解释说，对于阴历 ① 而言，如果交合是在单数日发生，比如第一、第三、第五天等等，就会有更大可能怀上男孩；如果是发生在双数日，比如第二、第四、第六天等等，就更可能会怀上女孩。

---

① 阴历月份由三十天组成。满月是在第十五日，新月是在第三十日，月份的第一天尾随新月，等等。

阴历日子分类

上弦月	单数日 双数日	1, 3, 5, 7, 9, 11, 13, 15 2, 4, 6, 8, 10, 12, 14
下弦月	单数日 双数日	17, 19, 21, 23, 25, 27, 29 16, 18, 20, 22, 24, 26, 28, 30

　　一些元素星相学[①]的系统清楚地说明了该元素年份的男性和女性方面、跟月份相关的能力要素、十二个时辰以及日子[②]，都能够对胎儿的男女性别起到决定性的影响。

　　一些密续教法包含了秘密的指示，解释了如何通过内部能量[③]的瑜伽控制，可以选择在子宫中的孩子的男女性别。无论如何，不言自明的是，孩子出生的性别取决于诸多因素，包括内部和外部因素。

---

① 元素星相学（'byung rtsis）是西藏两种星相学的系统之一，另一种星相学是基于天体（skar rtsis）的系统。

② 西藏和汉地的星相学是以十二年的循环为基础的，其中每一年都跟一种动物相关（鼠、牛、虎、兔等等），跟五行元素（木、火、土、金、水）之一相结合。每种元素在连续两年内重复。在第一年当中，元素是在其男性方面，第二年则是女性方面。能力元素（dbang khams）是跟个体能力（dbang thang）相关的元素。一个新生儿通过光、声、味道、气味和触觉跟外界有了初步接触。在此时的主要状况决定了这个个体的能力。

③ 梵语 prana。

在子宫内的发展阶段

依靠着精子、卵子和各种元素力量之间的相互作用，胎儿逐步成长，经过了称为"鱼""龟"和"猪"的三个阶段。

鱼形阶段

在怀孕发生之后，通过元素的力量，胚胎逐渐发展和成长。根据密续对这个过程的描述，身体的最初核心是由风大元素聚合起来的。在怀孕二十四小时之后的晚上开始，精子和卵子被包含在一个外"壳"当中，而在里面，它们仍然没有合一，保持如同由两瓣组成的豆荚中的豆子一般。这个壳保护着新生儿的风和心，它又因为有这个四大元素的"笼子"，无法跟精子和卵子分离。

从这个时刻开始直到第四天，通过个体元素的作用，新生儿的风和心经历了一个融合、发热和扩张的过程。在这个过程的最后，"生命"形成并稳定下来，类似于一张蜘蛛网的丝线，作为成长和衰退的所有阶段的基础。西藏医学典籍也解释说当这条生命线保持笔直，命就会长；如果它向下弯曲，命就会短。

在第五天，水大元素把胚胎拉聚在一起，并开始让它成长。在第六天，火大和风大元素联合在一起，能够让胚胎发展或者消亡。通过这种方式，每一种元素的自然作用在六天里维系着胎儿的形成。

然后逐渐地，各种元素每两天把二者聚集一次，以此维系着身体的核心。这就是说，两种元素，一种男性一种女性，合一而由此使胎儿身体的各种组成得以发展。以此方式，胚胎通过元素的自然力量逐渐发展，在怀孕后的大概九个星期又四天之后，通过风大元素的力量，胎儿开始蠕动和伸展它的肢体。从那个时候开始，胎儿就能够通过母亲的血肉所提供的营养物质来继续成长。简而言之，在头四个星期里形成了胎儿身体的基础；然后在另外的九个星期里，形成了胎儿内在部分的基础。在这几个星期当中，胎儿的身体发展了长度；相应地，它的形状大概类似鱼的形状。这就是为什么用"鱼形阶段"来命名的原因。

龟形阶段

在怀孕之后的三个月，母亲的肚子开始胀大，通过在耻骨上按压，就有可能感觉到子宫。怀孕妇女会感觉到在她的肚子里形成了一个肉团。大概五个月的时候，子宫的底部会到达肚脐下面大约一指宽处。在这些月份里，在这个还没有成形的胎儿当中，会逐渐长出孔洞，并且形成四肢；因此，胎儿的形状大概类似于一只乌龟。这就是为什么用"龟形阶段"来命名的原因。

猪形阶段

在怀孕大约六个月之后，子宫的底部到达了肚脐上方大概一指宽的地方，并且逐月长大。在第九个月的时候，子宫升高到了胸骨边缘下面两指宽的地方；当临产的时候，它又再次下降一到两指宽，并且有所变宽。在这几个月里，胎儿的身体完全成熟并且体毛和头发也会生长；相应地，它大概类似于猪的形状。这就是为什么用"猪形阶段"来命名的原因。

胎儿生长的性质

小孩的身体通过三种体液的联合力量得以存在、形成和完成。而且，孩子的身体根据不同的环境具有七种不同的体质之一，诸如在精子和卵子当中的不一样的风、胆、培根体液的力量或者优势，以及母亲在怀孕期间的不适当的饮食或者行为。

小孩身体的七种可能体质

1. 风大体性在精子和卵子当中都占据优势，或者母亲偏食粗淡的或者其他食物，以及具有产生风大体液的起居行为，就会引起孩子的身体形成和发展风大的体质。

2. 胆汁体性在精子和卵子当中都占据优势，或者母亲偏吃刺激性的、热的或者其他食物，并且具有产生胆汁体液的起居行为，就会引起孩子的身体形成和发展胆汁的体质。

3. 培根体性在精子和卵子当中都占据优势，或者母亲偏吃浓的、油腻的或者其他食物，并且具有产生培根体液的起居行为，就会引起孩子的身体形成和发展培根的体质。

4. 风和胆两者占优，会引起孩子的身体形成和发展"风—胆"的双重体质。

5. 培根和胆两者占优，会引起孩子的身体形成和发展"培根—胆"的双重体质。

6. 培根和风两者占优，会引起孩子的身体形成和发展"培根—风"的双重体质。

7. 风、培根和胆比例相同，会导致孩子的身体形成和发展"风—胆—培根"的三重体质。

传统上，只有单一体质的身体被认为是虚弱的；具有双重体液体质的身体居中，而具有三重体液体质的身体是最好的。在具有单一体质的身体当中，具有风大体质的身体被认为是最弱的。

七种体质的特点

具有风大体质的人的身体会弯腰或者驼背，并且瘦小和肤色黯淡；他们在说话方面不太伶俐，性格比较粗心，运动的时候关节会作响。他们睡眠较少，无法忍受寒冷，喜欢吃甜、酸、苦和热的食物及饮品。这种体质被认为是最弱的一种。

具有胆汁体质的人会有很大的饥饿感和口渴感，他们的头发和肤色是黄色的，他们会十分多汗，汗味刺鼻，具有中等的体力，比较精明和自傲。他们喜欢甜、苦、辛辣和凉的食物、饮料。

具有培根体质的人身型高大，具有很好的体力，肥胖并且身体稍微向后弯曲。他们比较放松，可以很好地忍耐饥饿和干渴，体温较低，睡眠较多。他们喜欢热、酸和辛辣的食物、饮料。

那些具有双重和三重，尤其是具有三重体液体质的人，由于他们的各种体液力量均衡，通常都会在外表和行为方面更加平衡。

与七种体质有关的消化热

具有风大体质的人的消化热并不平衡，会随机地变化。有这种体质的人有时候会有很强的消化能力，有时候又完全不能够消化，因此他们的肠道紧窄，通便剂对他们也没有什么作用。

具有胆汁体质的人的消化热特别强，他们消化快速，因此他们的肠道宽松，即便他们吃酸奶或者乳清或者脱脂奶，都有可能会经受腹泻之苦。

具有培根体质的人的消化热比较弱，他们的消化力较小，因此他们的肠道不松也不紧，除非他们使用通便剂，他们不容易会有腹泻。那些具有双重或者三重体液体质的人的消化热既不太弱也不太强，因此完全跟正常水平相应。

孩子的不同体质是如何形成的

孩子的不同身体体质是根据父母的体液和器官组织的情况，以及根据母亲在怀孕期间的饮食、行为和各种其他互相依赖的因素形成的。因此，为了有利于孩子身体的正常形成，怀孕妇女必须正确地决定采取适合的地方、气候条件和行为，以及应避免哪些方面。这是至关重要的。

孩子身体的七种可能体质

精子和卵子的体性 或者母亲的饮食和行为的性质	在子宫中的孩子的体质
风	风大体质
胆	胆汁体质
培根	培根体质
风—胆	双重体质
培根—胆	双重体质
风—培根	双重体质
风—胆—培根	三重体质

怀孕妇女的饮食和行为

怀孕妇女在怀孕期间必须注意两件非常重要的事情：饮食，包括不同种类的固体、流体食物和饮料，以及不同种类的行为。

怀孕妇女的饮食

简单地说，所有的饮食包含了三类食物：固体食物、流体食物和饮料。怀孕妇女应当戒吃固体食物中的家禽类。食用家禽会硬化盆骨，在小孩出生的时候子宫就会难以打开。而且，怀孕妇女必须特别注意那些难以消化的固体食物，诸如未成熟的水果，这是很重要的。在饮料当中，她应该戒饮任何种类的酒类，特别是会对器官造成伤害的葡萄酒和烈酒，这些会进入到器官组织的精髓当中，会伤害到在她子宫里所怀的孩子。

她也应该注意不要过量进食那些会引起风、胆、培根体液发生扰乱的食物或者饮品，尤其是那些主导她的身体的方面。她必须巧妙地根据环境情况来采用那些加强她的风、胆、培根体质的饮食。

　　她必须一丝不苟地遵从正确的吃饭时间，摄取适当数量的食物，这两个因素对于保持健康是极其关键的。遵从正确的吃饭时间意味着根据她的习惯每日吃三餐（早、午和晚）。在晚上她一定不要太晚吃饭，或者吃难以消化的食物，而且不要吃会引起酸性的食物，诸如酸奶或者奶酪。

　　如果我们把胃分为四部分，正确的摄食数量是用食物填满胃的其中两部分，另一部分装饮料，剩余的部分留空。这确实就是测量每日进食的正确标准。

怀孕妇女的行为

　　简单而言，适合怀孕妇女遵从的日常行为包括三类：身体的行为、语的行为和心意的行为。

怀孕妇女在身体方面的行为

　　怀孕妇女应当避免参与危险和有难度的活动，诸如做体力活、跳跃或者在冷水中洗浴。她应当放松身体，做幻轮瑜伽[①]和其他的身体锻炼，有空的时候可以去环境优美的小山里或者河边、树林、花园里散步。她一定不要经常到令人害怕的地方，诸如悬崖、黑暗的地方或者经常有野兽出没之处，也要避免会引起恐惧的活动和经历。

通常而言，没有强迫的有必要的身体运动能够使身体健康安乐，这样我们做得更多就会更好。做家务，办公室的工作和去上班当然是有益的，但并不能够取代去花园等地方散步。在工作活动当中，心持续地经验着愉悦和痛苦的感受，因此这些活动难以像那些以放松身心的状态来进行的活动那么有益。当我们在花园里散步的时候，我们的心是放松和愉快的，同时我们能够呼吸到纯净、清新的空气，因此这种活动对于健康是特别有益的。

从怀孕后的第五个月开始是一个重要的时期，此时怀孕妇女应避免性行为并且小心谨慎地不要让自己的腹部承担任何重量或遭受碰撞和打击。

一旦腹部有碰撞或打击的意外发生或落下，怀孕妇女立刻去做检查就是很重要的，然后她可以保持放松的状态休息几天。如果，由于不幸的环境状况，检查出有流产的风险，她就必须用一

---

① 幻轮瑜伽（'phrul 'khor）是一种从印度引入西藏的瑜伽系统，包括了身体运动、呼吸锻炼和专注的方法。

个低的枕头垫在头下躺好，腿部稍微抬高，这样做是非常重要的。她应当在晚上正常的时间睡觉，并且不要少于八个小时。

怀孕妇女在语方面的行为

怀孕妇女不应因愤怒而卷入争吵，也不要跟好生事的人在一起。她应当跟友好的、令人愉快的朋友交往，只是谈论让人心安的愉快话题，要避免任何有可能引起愤怒、不满、担忧或者痛苦的谈话，这一点是很重要的。另外，她应当保持放松，听她所喜欢的各种轻柔、愉悦和有旋律的音乐，诸如长笛之类，避开喧闹的伙伴和嘈杂的环境。如果她有吸烟的习惯，就应当立刻停止吸烟。另外，在她身边的人，无论是丈夫、亲戚或者朋友，都应该尊重她的权利，不要在她通常生活和呼吸的地方抽烟，并且尽一切可能尽力而为，以便使她能够呼吸到洁净的空气。为什么呢？因为对于子宫里的孩子而言，母亲所呼吸的空气的质量甚至会比她所吃的食物更为重要。孩子的身体在起始阶段开始形成到完全长成，已经经过了成形的阶段。起始、成形和完全发展的三个阶段的主要作用是通过元素的力量而出现。元素的主要力量是跟母亲的呼吸相连的。因此，母亲吸入被烟和其他化学成分所污染的不洁净的空气，长远而言当然会成为严重损害孩子在胎儿生长阶段所形成的血液、肉和骨髓以及实心和空心器官的助缘。

怀孕妇女在心意方面的行为

在整个怀孕期当中，孕妇应当尽一切可能来避免让痛苦、恐惧、担忧和沉重负担所压倒。她应当尽力而为并且尽一切可能保持一种镇定、放松和愉快的心情。她的丈夫、亲戚和朋友应当帮助制造她所需要的重要环境氛围。不言自明，这不仅是一项重要的任务，也是真爱和真切友情的标志。

监察怀孕的因素

从确定要怀孕的时候开始，这位妇女必须进行例行检查来确定一切都在正常进行。异常情况一定要及时查出，她必须立刻进行正确的治疗。这是极其重要的，并且对于保证母亲和孩子的健康十分关键。

在检查中需要考虑的因素包括她是否处于通常的健康状态，

以前的月经过程，是否生过小孩以及生产是否正常发生。另外，通过小心地检查她的心跳、乳房的胀大、血压是否正常、体力的程度等等，必须能够在任何需要治疗的情况下做出没有延误的决定。特别是，从怀孕后的六个月开始，必须例行地监察胎儿的位置和母亲腹部的大小。

临近生产的时候，大多数胎儿头部会朝下，这是正确的胎位。在生产的时候这样的胎儿是比较容易出生的。然而，有的胎儿是打横侧卧的，这是一种不利于自然生产的胎位。无论如何，在怀孕的几个月里，胎儿会经常改变胎位。例如，接近临产的时候，胎儿有可能在一开始双脚朝下，（后来）翻转了胎位使得头部朝下，或者反过来，胎儿原本头部朝下却转为相反方向，或者是水平方向。因此，在胎儿的成形和最终发展阶段，以及特别是接近临产的时刻，孕妇进行严格认真的检查是很重要的。如果胎儿的胎位不正确，就有必要及时地通过基于母亲的姿势和动作来实施一些方法以恢复胎儿的正确胎位。

计算怀孕期的长度

通常认为胎儿会在子宫里待九个月又十天，也就是从胚胎开始形成到生产的四十周或者二百八十天。

胚胎开始形成的时刻应当从最近的月经本应发生的日子估算起。例如，如果月经没有在阴历十二月的初一出现，十二减三等于九。这个数字表示随后一年的九个阴历月份。然后，初一加上十，就是十一。这个数字表示了出生月份的日子。这意味着小孩的出生大约应当发生在随后那年的第九个月的第十一天。

尽管是这样来计算，对于晚产或者稍微早产的情况，则取决于诸如孕妇的不当饮食或者行为、体力的高低、怀孕期间是否有子宫出血等因素。

提示孩子男女性别的信号

如果所生的是男孩，大多数情况下会有这样的明显信号：母亲腹部的右边会更为突出，她会有身轻的感觉，她喜欢说话，并且梦境清晰，初乳会从她的右边乳房流出，她的右边肾脉（在她的右腕）较强。

如果所生的是女孩，在大多数情况下会有这样的明显信号：母亲腹部的左边会更为突出，她会有一种身体沉重的感觉，她喜欢跳舞、唱歌和饰物，她喜欢男子陪伴，初乳会从她的左边乳房流出，并且她的左边肾脉（在她的左腕）较强。

如果是生双胞胎，则可以通过她腹部两边较突出而中间稍微低一些的明显信号推论出来。

临产的信号

到了生产的月份和临近小孩出生的时候，会有这样的明显信号：母亲子宫的末端下降到胸骨下缘和肚脐之间大约一半的距离；她的上腹部会变得较轻；她的呼吸和胃口会稍微变好一些。随着她的下腹部长得更重，孕妇在走路的时候会感到她的腹股沟的筋腱和韧带拉动的紧张。还有，她的眼睛会变得紧张；她会流失大量液体或者阴道分泌物；她会反复感到尿急；她的生殖器表面会变得松弛，等等。尤其是，当生产临近，子宫打开和生产开始的信号就会出现：血和羊水从子宫中流出，她会感到腰部四周和下腹部的持续疼痛。

如何准备生产

要记住的最为重要的事情之一就是，直到现在为止，将要出生的小孩仍然住在母亲的子宫里。所以其五根感官还从来没有直接接触显现为外在物体的客尘，并且在小孩出生的时刻，孩子的感官将会跟外在的客尘有首次接触。因此，孩子的父母以及亲朋必须基于这个觉知做好生产的准备。

这是件重要的事情，因为在孩子今后生命当中的很多情况的原因，能够在他／她的感官在那个特别时刻的第一次或好或坏的接触当中找到其源头和结果。应该明白的是，一个人的生命的正面或者负面之因也能够根据跟孩子的出生日相关的特定能力要素[①]来进行预测。

"不足、太过和相冲"，分别是完全缺乏互动或者接触，过度的互动或者接触，跟客尘的互动或者接触不够，而例如跟人们日常中所发生的愉悦或者不愉悦的境相接触，通常被认为是健康问题的主要来源。

这样我们就能够很容易明白，对于在这一世的这个身体中还没有跟任何外在客尘有过接触，其感官又十分娇弱和敏锐的新生儿而言，当感官突然间接触到各种根尘对境的那一刻，当然是一个十分痛苦难忘的情况。

通过这个基本的理解，我们应当对必须的条件做好充分准

① 能力要素跟生命要素、身体要素、运势要素和保护能量一起，构成了在"元素星相学"中成为预测个体生命的考虑因素之一的要素。

备。生产婴儿的地方的布置不应有太强的阳光或者过度的电力照明，这些会干扰到婴儿的眼睛；这个环境应当是有暗光，安静并且远离惊扰的声音以及响亮聒耳的说话声音，也可以播放愉悦的轻音乐。为了新生儿的呼吸，周围的空气要纯净和没有被香烟烟雾、化学香水或者悬浮的尘埃所污染。

如何协助生产

如果孕妇从来没有生过小孩，从初次分娩的阵痛开始直到子宫完全打开就需要耗费一些时间。从阵痛开始的时候起，她应当服用适合的药物 [①] 来使得生产更为容易，并躺在温暖和舒适的床上；她应当头枕枕头地仰卧，她的双腿稍微弯曲并且双手紧握放在枕头下的绳子或者拧卷起来的衣服。一开始，子宫收缩是短促的，间断时间较长，但逐渐地宫缩会加强，间断时间变短。在所有这些阶段期间，分娩中的产妇应当持续缓慢而深长地通过鼻子呼吸，想象着她在把气息向脐部下压。特别是，每一次她感到疼痛的时候，她应当吸气并持住气，把气稍稍向

---

① 例如，在助产的药物当中有 *Shije11*（*zhi byed bcu gcig*）和 *Shije6*（*zhi byed drug pa*）能够对下泄风起作用。每两个小时服用一次。

下推压。同时，助产护士应慢慢地和轻柔地按摩产妇的腹部，如同把婴儿向下推。非常重要的是，按摩不可太用力。

然后，在许多次宫缩之后，阴道会大大地扩张，血液和羊水会流出，婴儿的头部会出现。在这个时刻，产妇会有排便感，因为婴儿的重量按压到了乙状结肠。如果在这个时候母亲随着增加的疼痛而慢慢吸气，然后如同在排便一般下压，生产就会变得容易。然而，在宫缩之间的间断当中，她应当稍微休息一下以准备好在重新宫缩的时候再次推送。

有时候即使阴道还没有完全扩张，婴儿的头部可能会过快出来，引起母亲的极度疼痛。如果发生这种情况，为了避免母亲的会阴在此时撕裂的危险，并且让婴儿的头部慢慢地出来，她应当张开嘴进行短促的呼吸。

一旦婴儿出生，应当用一条干净的布擦拭他／她的嘴巴和鼻孔来清除那些会阻碍呼吸的黏液。如果婴儿的脸色变紫，或者如果他／她没有哭叫或者有规则的呼吸并不明显，应该轻轻拍打他／她的屁股，这样新生儿就会哭叫出来，并且被迫呼吸。无论如何，捉住新生儿的脚把他／她头部朝下地吊在空中粗暴地打屁股来迫使他／她哭叫是不可取的；没有必要这样做，实际上会惊吓到刚刚来到人世的婴儿。当这种苦难的痕迹在其存在的过程当中转化为不利的状况，经受巨大惊恐之苦的新生儿可能会在整个一生当中承受其后果。所以，我们必须在这个过程里很有技巧。这是十分重要的。

在脐带停止脉动之后，应当用一根细线在距离肚脐六指和八指的两个地方绑紧，然后用锋利的剪刀在这两点的中间剪断。应当再次用一根经过消毒的细线在距离肚脐一到两指的地方绑紧，并且对每根线打两个结。剩余部分的脐带应当再次用经过消毒的剪刀剪去，脐带的末端用干净的纱布覆盖，包在婴儿的腰部周围。这个剪脐带的步骤跟仍然在拉萨的"传统医学和星相学学院"[1]里所采用的步骤基本一致。

在孩子生出后不久，母亲仍然会感到疼痛，因为胎盘被排出。这个时候她也要缓慢而深长地吸气、持气，并且向下推压。在排出（胎盘）的更早时候，助产护士应当以轻柔下推的手法按摩（产妇）下腹部来帮助整个胎盘的排出。

如何照顾新生婴儿

西藏人民的一个古老传统是用微暖的奶和水来非常轻柔地清

---

[1] 藏语是 *Sman rtsis khang*。

洗新生儿，然后把婴儿放在兽皮襁褓的软毛上，并且用毯子盖好他／她。这个传统不仅是在久远的过去使用，而且在我出生的年代仍然被相当广泛地采用。我还很清楚记得当我们的小弟弟出世的时候，他就是被包在一个兽皮襁褓里的。

在古代人民通常所使用的衣服材料里，要找到襁褓里顺滑和柔软的特别品质（的材料）是十分困难的。这并不意味着即使今天我们也要坚持用一个襁褓来包裹婴儿。古代西藏人这样做的事实，清楚地表明了他们对于婴儿的初次触觉为柔软和顺滑品质的重视。

今天，在这个科技巨大进步的时代里，许多像婴儿襁褓那样顺滑柔软甚至更好的材料能够通过工业来生产。在其中我们当然要选择所能找到的最为柔软顺滑的来作为婴儿身体的首次接触。然而，大部分今天的工业产品都是人造合成的，尽管它们也许是昂贵、柔软和顺滑的，但接触到婴儿的身体，会对皮肤、血液等有不健康和有害的影响。因此我们就要使用以自然纤维来制造的布料，诸如毛线、丝绸和棉花。

把新生儿抱近父母的温暖身体自然地满足了婴儿的愿望，也是缔造他／她的心灵的最好方式。这种行为具有很大的有益身心健康的价值，可以保持身体元素的良好健康，也能够在婴儿的身心之间发展出一种自然的联系。尤其是，在用母乳喂哺婴儿而把他／她抱近母亲胸膛的时候，这不仅是最好的哺养方式，也是一个获得优良体力体格的重要基础。如果母亲安好而且不太疲累，则她给婴儿哺乳的时间越长，利益就会越大。

同样的，对新生儿通过遵守喂食时间和摄入适合其自身消化能力的养分的原则来促进健康是很重要的。因此，刚开始的时候，母亲应当以每天给婴儿喂奶五或六次来开始，包括清早、中午、晚上和夜里。还有，由于哺乳应当跟婴儿的成长阶段一致，母亲应当根据环境情况减少每日喂奶的次数到四次或者五次，逐步使孩子习惯。

母亲的乳汁是婴儿的养分，来自于母亲所摄入的食物和饮料的营养成份。把食物和饮料转化为养分的过程不仅取决于食物本身，也取决于母亲的行为，主要是取决于她行、立、坐、卧的方式。因此，在她用母乳喂哺婴儿的整个时期里，她应当对她所食用的食物和饮品种类小心谨慎，并且要一直遵守能够平衡她的体液和器官组织的行为。尤其是当孩子不舒服的时候，母亲已经清楚辨明了所要采取的正确行为和所要吃的正确食物以及那些要避免的，就应当采取行动来恢复婴儿的正常状况，用必要的辨别力来避免扰乱的再度发生，并使婴儿保持良好健康。

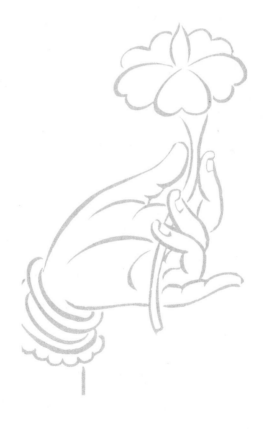

生命

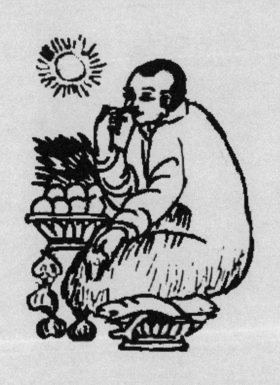

生活在良好健康当中

为了生活和保持良好健康，每一个人，无论男女老少，必须首先对"三门"的性质和"活着"的人身的性质，对"给予生命"的器官组织和体液的性质，以及构成"生命"的行为的性质有一个理解。

个体三门的性质

所有人都拥有一个具体的物质身体，一个作为遍满物质身体所有部分以及维持它的所有行为的能量的语，以及最后统摄身和语的每一个动作的心意。这三个方面被称为个体的"三门"。

身、语和意之所以被称为"三门"是有原因的。由于三种体

生命

液，器官组织等等是跟身语意紧密相连的，我们可以通过由三门所进行的精确检验来获得对这些体液和器官组织的一个全面了解。

同样的，如果我们通过自身的三门来实施能够最有效地把我们从那种特定问题中解脱出来的纠正办法，则任何影响到我们三种体液或者器官组织的问题都能够很快被解决。确切地理解我们的每一个行动或者活动都是跟三门相关，然后与之完全协调地采取行动，我们就能够更为容易地达成我们的所有目标。

例如，如果我们希望准确了解在一个著名的宝藏中收藏保护了哪些宝石，一旦通过收藏它的房子的门进去之后，我们就必须趁此机会仔细地检查这些宝石。

同样的，当我们想要得到三种体液和器官组织的真实状况的确切了解，我们可以通过经由三门来进行的细致检查，也就是通过自身状况的直接经验的精确和确定的了解来达成。类似地，如果我们想要逃离诸如监狱之类的不欲之处，并创造自由的状态，我们就必须通过牢门走出来，然后就能够自由地去到我们想要去的任何地方。同样的，如果我们想要解放自己，不想被压迫我们的痛苦拖后腿，并且达成一种自在和快乐的状态，我们就必须依靠对我们三门状况的精确了解来通过它们走出来。

关于三门的状态，身门是语和意两门所依赖的必不可少的基础，如同一位国王的领土。语门具有各种风的性质，并且首先是持命风的性质。它是身体的所有功能作用的基础或者根本，如同掌管着各种国家事务的有权势的宰相。意门统摄着身和语的所有活动，如同国王。

身门是三门当中对生命而言必不可少的基础，尽管当它跟依赖于它的语和意两门分离的时候，这个物质的蕴合就会被丢弃到坟墓里。因此身体在藏语中叫作"鲁"（lus），意思是"残渣"。只要身体仍然存在，无论如何，它就是语和意必不可少的基础。在密续典籍中有开示说，只要语和意之门安住在支持它们的身体之内，语或者能量就如同一匹盲马。尽管它有能力去到任何地方，但如果没有指引者的帮助它是无法自己行动的，因为它看不见。心意就如同一个瘸腿的骑士，尽管他知道要去哪里以及如何引领马匹，但如果没有骑乘牲口就无法去到任何目的地。同样地，语和意两门只有通过互相协作才能够完成它们的所有目标。

通常，无论我们是年少、成年还是年老，也不论我们是否遵循了一个真实的教法，任何关于体液、器官组织和身体各个不同部分的问题都是跟三门有关的。这就是说，显而易见的是诸多临

生命

时的助缘，诸如我们元素的不平衡、它们功能的衰退或者相互干扰等等，都会激发各种在我们体液、器官组织和机体内的各种有害助缘。

这样，我们就需要能够搞清楚是否有元素功能的不平衡，一些功能作用的减退，或者它们之间是否有相互干扰。如果有这样的一种不平衡，我们就必须知道要采取什么方法来恢复和谐。如果是功能减弱了，我们就必须知道采取什么方法来加强它们。如果扰乱是由于它们能量的冲突，我们就必须知道采用什么方法使它们回归到正常状态。为了防止这些有害的助缘在将来再次出现，并且能够生活在良好的健康当中，我们必须知道需要对身、语、意采取的各种方法，例如正确的行为和饮食，以此来逐步改善由体液和器官组织所确切构成的身体的健康状况。

身体的性质和维持它的生命

每个个体的体液和器官组织的自然状况和身体的特征，无论男女老少，已经在一开始的"西藏医学要义介绍"当中清楚解释过了。

在成年和老年的两个阶段里，有害的助缘会积累得更多。因此在后面几页里，关于"被扰乱者"也就是器官组织的性质，以及"扰乱者"也就是体液的性质，将会以非常细节具体的方式来讲解。另外，体液、器官组织和排泄①的功能之间的相互依赖的方式将会得到阐明。

无论如何，在人类生命当中所产生的各种问题，都是直接由我们所具有的身体来经验到的。因此，在成年和年老期间，我们必须在对器官组织也就是"被扰乱者"以及体液这个"扰乱者"的深刻理解的基础上设法保持良好的健康。

维持生命的器官组织的新陈代谢热量的产生

器官组织，也就是"扰乱者"的新陈代谢热量的产生，是指消化的基础，说的就是消化胆汁，以及体液、器官组织和排泄的热量。代谢热量行使了许多极其重要的功能，诸如在健康人中产生能量，加强生命、身体和器官组织的光泽，以及新陈代谢热量本身；另外，当它在行使进一步的作用的时候，就会进入消化道的后端。

① 排泄（*dri ma gsum*）是指尿液、粪便和汗。

当一个人的新陈代谢热量正常的时候，食物和饮料会被消化和吸收，但是当代谢热量较弱的时候，食物和饮料没有被消化吸收就会被排泄出来。因此，代谢热量是器官组织和身体光泽产生和成长的主因。所以，必须通过食用清淡和温暖的食物以及采取具有同样品质特征的生活方式来维持代谢热量。通过这样做，身体的精力将会继续发展，生命就会延长。

代谢热量会消化食物和饮料，它们通过持命风的作用被带入胃里。然后，被伴火风所激发的消化胆汁使得食物"沸腾"，如同它们是药物成分①一般。这就是说：首先，任何被摄入的六种味道的食物和饮料，被连接培根混合起来，变成了甜的泡沫状，产生了培根（黏液）。第二，被消化胆汁处理过的食物，呈现了热性的方面和酸味，于是产生了胆汁。最后，食物被伴火风分解为营养和废物，变得带有苦味，于是产生了风。食物和饮料本质上都是五大元素，大多数情况下都能够生成风、胆、培根三种体液，也就是"扰乱者"。如果食物得到很好的平衡，就会有利于身体五大元素的发展，也会成为健康生命的最佳因素。

代谢热量是在消化之后产生的，也就是当食物和饮料被分解

---

① 这里是暗含通过熬草药来提取药物成分的过程。

为纯净的精华和废物之后，来自分解的废物被送到小肠，成为固体和液体部分，固体部分变成粪便，液体部分变成尿液。而纯净的精华部分，如后所述，由于每个器官组织的代谢热量而"成熟"。

通过九条管道，纯净的食物和饮料精华从消化器官被输送到肝脏，在这里变成了血液。纯净精华从血液变成了肉，从肉变成脂肪，从脂肪变成骨骼，从骨骼变成骨髓，并从骨髓变成生命精华。这些器官组织的废料转变为胃液和胆汁。这样，器官组织的"汁液"就达到了完全成熟，遍布了身体的每个部分，保障了生命的延续和身体方面的光泽。

体液和器官组织的性质

体液和器官组织是无论男女老少的每一个人生成、维系和灭亡这三个阶段里必不可少的基础。自然的体液或者器官组织，在其真实和本来状态中保持平衡并且没有被暂时和不利的因缘所改变，被称为"未被改变的体液"。处于其未被改变状态中的三种体液帮助了器官组织。由于这三者的能量，器官组织的力量达到了它们的最佳水平，并且促进生命变得越来越健康。然而，很多不利因素会来自或者依赖于多方面的临时环境，诸如地点、季节、生活条件和身、语、意的行为。由于这些临时因素的出现，会有很多机会在一个人生命当中的任意三个阶段之一，也就是童年、成年和老年，三种体液的力量会失去平衡。所以，这三种体液会扰乱所有的器官组织，因而变成组织器官紊乱的因素，这些就叫作"被改变的体液"①。

体液和器官组织的扰乱是如何生起的

尽管构建我们身体的开始、成形和完成的三个阶段可能已经正常发生，身体的蕴合当中有三种体液和各种器官组织固含在所有这些阶段当中，为了延长我们身体和健康的时间，有必要更好地了解我们之前所提到过的体液和器官组织的性质，是以何种方式把体液转变为"扰乱者"和把器官组织转变为"被扰乱者"的，以及如何产生出疾病的源头。关于这点，有关体液和器官组织的话题并不仅仅是对久远过去所发生的事情的描述。一个人的身体和生命力的形成中具有其开始、形成和达到完全长

---

① 字面为"病变"（ *rnam pa gyur pa'i nad*)，在这里的"病"是指三种体液。

成，这种方式代表了身体在当前时刻存在和活着的无可争辩的状况。

我们必须了解这个身体的性质，它是活生生的和充满活力的，我们现在已经知道了统摄这个身体的元素能量，知道了我们的各种风，尤其是持命风，为了供应和维持生命以及保证其延续，是如何在身体的隐脉和神经当中循环流动的。我们也必须了解各种障碍生命延续的因缘的来源，以及正确用作消除不利因素的方法，等等。这样我们就可以清楚地理解在所有环境当中我们所需要创造的有利条件，以此来保持体液和器官组织处于一个越来越健康的状态。

例如，一个熟悉大城市街道的人知道走哪条路线可以快速到达想要去的目的地。即使发现有难以走过这条特定路线的障碍，他也会知道如何绕道而行。同样的，如果我们认识了体液和器官组织的基本潜能，也知道如何通过它们的体性来保持自身的和谐，我们就会知道如何在所有情况下，用正确的方式找到会在这个身体和生命中发生的任何身体问题的解决办法。以为自我们出生以来就完美产生的体液、器官组织以及五大元素的功能会一直保持如此而对此，无动于衷和掉以轻心是错误的。例如，我们认为可以在任何有需要的时候使用我们的汽车而没有对它做任何保养，某一天这辆车就不能再用。同样的，如果我们对体液、器官组织和元素的作用一点不感兴趣，也没有最低限度地照顾它，并且认为只是随心所欲地使用我们的身体就足够了，这种态度除了完全错误之外，对于身体和生命的本质而言也是不适宜和不相应的。为什么呢？要解释它，让我们回到汽车的例子上。一辆汽车具有诸如其发动机、底盘、轮胎等等的特定特征，只要这辆车还能用我们就可以一直使用它，给它提供其他所需，诸如汽油、水等等，虽然它并没有作为汽车以外的其他功能。

正如佛经里所说的，这种作为支持的体液和器官组织所蕴合的人身，是一个在因缘、比喻和数量方面都极为难得的殊胜之体①。在这个人身之中具有不可思议的基于多种主因和助缘的能力。当在母亲子宫里的成长完成之后，这个主要和次要因缘的蕴合体就出生了，并接着在各种跟未变或自然状态的三种体液——风、胆、培根相关的元素作用的基础上生存。在已经正确理解了这些原理之后，我们应当设法在我们的人生当中继续不断地对此保持觉知。

---

① 关于为什么人身难得的三个原因是指对这个概念的传统解释。因缘是指难以保持的道德行为。比喻是指一只每一百年从海底浮上来一次的盲龟的头正好穿过漂浮在海面上的木轭孔的可能性。数量是指相对于其他无量无边的生命形式而言，能够投生为人在统计上的可能性。

扰乱体液和器官组织的助缘

体液和器官组织并非是被各种临时和不利的因缘所改变，这些不只是被理解为诸如屋顶坍塌、坠崖或者被武器所伤的突发和极端的因缘，尽管这些确实会伤害身体和性命。各种或大或小的突发意外，并不是体液或者器官组织被扰乱或者被改变的结果。体液和器官组织会被各种临时和不利的因缘所改变和扰乱，主要是跟一般的和特定的两种扰乱的因缘有关。

一般的扰乱因缘

扰乱和改变体液和器官组织的自然状态的一般因缘包括不正常的气候条件、导致个体体液和器官组织衰退和紊乱的负面力量的干扰、中毒、服食了不健康的食物和饮料、错用药物，以及过去恶业的现行。

扰乱生起的特定因缘

处于自然状态的风、胆、培根体液会被各种特定的因缘所扰乱和改变，因而会导致疾病的发生。

扰乱风大的助缘

引起风大扰乱发生的主要助缘如下：过度的心理活动，极度悲伤，思虑过多，愤怒，忧伤，长时间禁食，失眠，营养不良，吃过多的豌豆或者四川辣椒①，食用过多的苦味，粗淡的饮食，严重腹泻和呕吐，包括流鼻血的大量出血，过度吹风和暴露于寒冷气流，夜间旅行过多，过度的性生活，哭泣至衰竭，空腹做身体和语方面的体力活动，食用没营养的食物和饮料，讲话过多，过于用力唱歌、吟诵或者念书，强忍急迫的小便和大便，没有急迫便意的时候过度用力大便，等等。简而言之，任何清淡品质的食物、饮料和行为都会成为风大体液扰乱并且让它转化为疾病的助缘。

---

① 藏语是 *g.yer ma*，是一种来自西藏和四川接壤处的特辣辣椒。它具有使味觉产生轻度麻痹的副作用。

扰乱胆汁的助缘

引起胆汁扰乱发生的主要助缘如下：强烈的突发愤怒、傲慢或者嫉妒，身和语方面的极端行为，吃过多的牦牛肉，服食过量的利马豆、黑椒、洋葱、大蒜、菜籽油、陈牛油、葡萄酒或者烈酒，吃过多的酸、辣或者肥腻，刺激性和热食热饮，吃入过多食物盐分，体温过高，白天睡觉，尤其是在午后，进食受污染的食物和饮水，在劳累的工作中费力过度，过度暴露于太阳下或者火的热量中，天气突变。这些因素会变成扰乱胆汁体液并使它转变为疾病的助缘。

扰乱培根（黏液）的助缘

引起培根扰乱发生的主要助缘如下：变质的肉或牛油，过量饮用酸酒饮料、冷水、牛奶或羊奶，过量食用牛油、酸奶、脱脂奶、芜菁、生的尤其是未熟的水果、生绿色蔬菜、蒲公英、牛肉和羊肉、猪肉和食草动物的肉、小麦、干果、芥菜籽油和土豆。还有，吃饭不定时以及过早吃饭，也就是在前一顿饭消化完之前，等等。简而言之，过量食用苦的或者甜食，油腻或者浓重的食物和饮料，因体弱或者懒散而懒惰，在冷水中洗浴，过长时间躺在或者待在潮湿的地方并且受凉受寒，都会成为扰乱培根体液并使之转变为疾病的助缘。

扰乱的特别助缘

如同在比较为人所知的西藏药典中所解释的那样，疾病的主要具体助缘，是体液紊乱长期累积、显现和平息[①]以及跟个人日常生活行为关系密切的不足、太过和相冲的三种情况的结果。因此，根据对这些因素的正确理解，我们必须设法避免扰乱体液和器官组织，恢复那些被扰乱的方面，并生活在良好健康当中。

积累、显现和平息的含义

关于积累、显现和平息的真实含义，第一个词是指基于生命

---

① 平息（ *zhi ba* ），当然不是疾病的助缘，但却在这个上下文里说成是，是因为积累、显现和平息三者通常都是一起讨论的。

时期和季节的、会改变三种体液和器官组织的重要因缘的积累。第二个词是指所积累的因缘由于现行的前述情况而显现为体液的改变。第三个词是指一旦体液改变的显现由于饮食、行为和药物以及外部疗法的修正力量而被平息，能够健康地生活一段时间。这三个阶段就被定义为"积累、显现和平息"。

明白了这三个阶段跟引起体液和器官组织疾病的因素密切相关，以及通过对这些阶段的深刻理解，我们就应当一直依靠应做什么和不应做什么的当下觉知。

生命的三个阶段是
如何跟体液及其扰乱因素相关的

在每一个人的生命当中都有三个阶段：童年、成年和老年。童年是指十六岁之前的时期。然后，直到七十岁为止，体液和器官组织、五根感官、身体光泽和力气都在发展，因此这个阶段被称为成年期[①]。从此往后，体液、器官组织、五根感官、身体光泽和力气会逐渐衰退和衰竭，这个时期被称为老年期。

---

① 成年在藏语里是 *dar ma*，*dar* 意为"兴旺发达"。

在童年期间，个人的身体主要是由培根（黏液）所主导，在成年期主要由胆汁主导，在老年期主要由风主导。这些生命阶段是跟引起疾病的因素密切相关的。

季节是如何跟体液及其扰乱因素相关的

无论我们生活在哪个国家，每个人的身体主要是经历接触三种季节：包括春季和夏季干爽部分的温热季节[①]；包括冬季第一和第二部分的寒冷季节；包括夏季第二部分以及秋季的雨季。

在某些国家，这些季节并不那么明显，或者热天、冷天和雨天季节会比较长，等等；这些气候条件跟上述所列的三种季节并不一致。然而，在大部分国家里的季节性转变都可以通过西藏药典当中所描述的三种季节来很好地阐述。

在这一点上，我们可以把热天季节默认为主要是跟胆汁体液密切相连，冷天季节主要是跟培根（黏液）关系密切，而雨季主要是跟风大体液密切相关。而且，这些季节也是跟引起体液和器官组织疾病的因素密切相关的。

---

① "温热季节"在西藏包括了春天的时节，是因为雪开始在这个时候融化，尽管天气还没有"热"起来。

积累和显现方式的具体细节

关于个人的生命，在童年期间，也就是培根体液（主导）的期间，引发寒性扰乱的助缘是更多的，因此培根体液很容易就会被改变并转化为疾病。引发风大或者胆汁体液紊乱的助缘比较少，虽然它们很少会显现为疾病，然而它们也可以积累起来。

在成年期，也就是胆汁体液（主导）的期间，引发热性扰乱的助缘是更多的，因此胆汁体液很容易会被改变并转化为疾病。引发风大或者培根体液紊乱的助缘比较少，虽然它们很少会显现为疾病，然而它们也可以积累起来。

在老年期，也就是风大体液（主导）的期间，引发风大扰乱的助缘是更多的，因此风大体液很容易会被改变并转化为疾病。引发胆汁或者培根体液紊乱的助缘比较少，虽然它们很少会显现为疾病，然而它们也可以积累起来。这就是积累和显现在三个生命时期发生的方式。

关于季节，在春季和夏季的干燥时节，包括了热天季节，引发胆汁紊乱的助缘是更多的，因此，胆汁体液比较容易被改变并转化为疾病。同时，引起风大和培根紊乱的因缘较少，然而它们也能够积累起来，尽管它们很少显现为疾病。在组成了冷天季节的冬季的第一和第二部分，引发培根紊乱的助缘是更多的，因此培根体液很容易会被改变并转化为疾病。同时，引发风大和胆汁紊乱的因缘比较少，然而它们也会积累起来，尽管它们很少会显现为疾病。在组成了雨季的夏季的第二部分和秋季，引发风大紊乱的助缘是更多的，因此相关的疾病会很容易显现。同时，引起胆汁和培根紊乱的因素较少，然而它们也会积累起来，尽管它们很少显现为疾病。

平息方式的具体细节

通过对引起体液和器官组织失衡的助缘积累和显现的性质的正确理解，我们就可以通过运用适当的方法纠正已经被转化为疾病的体液来平息紊乱。这些纠正方法包括饮食、行为、药物或者外部疗法，例如利用热性来对治寒性扰乱，用寒性来对治热性扰乱。

平息风大扰乱的饮食和行为

平息风大体液扰乱的饮食包括油腻、暖热和有营养的饮品和食物，诸如：

- 米汤

- 骨头汤

- 羊肉和马肉

- 老肉

- 利马豆

- 荨麻

- 洋葱和大蒜

- 种子油

- 牛油

- 西葫芦

- 小麦

- 胡桃

- 甘蔗糖浆

- 肉豆蔻

- 肉桂

- 奶品

- 高品质的酿酒

治疗性质的行为包括在没有很亮光线的温暖地方休息和睡眠，保持放松的心境，以及穿着温暖的衣物。也建议采取跟自身愿望

生
命

和谐统一的宁静放松的行为，诸如跟好朋友进行愉悦的谈话，有时候可以通过结合幻轮瑜伽运动，以一种没有强迫的方式来进行呼吸练习，以此来较长时间地协调和稳定自身的元素能量。在这些方法的基础上，我们就能够完全平息风大体液的扰乱。

平息胆汁扰乱的饮食和行为

平息胆汁体液紊乱的饮食包括了寒性的食物和饮品，诸如：

· 牛奶或羊奶

· 酸奶和脱脂乳

· 新鲜黄油

· 米汤

· 烤大麦粉的汤

· 蒲公英

· 小麦

· 山羊肉或者公牛肉

· 通常的食草类野味

· 没有加奶的淡茶

· 喝放凉了一天以内的开水

治疗性质的行为包括待在凉快的树阴底下，例如以放松的心情待在靠近河边的树阴，避免任何刺激与不安。这样我们就能够完全平息胆汁体液的扰乱。

平息培根扰乱的饮食和行为

平息培根体液扰乱的饮食包括具有暖、淡和粗品质食物、饮品，诸如：

- 用姜粉煮沸的水
- 陈年酒类饮品
- 羊肉和牦牛肉
- 鱼
- 蜜糖
- 用在干旱之处种植的陈年谷类煮成的粥
- 豌豆和扁豆
- 利马豆
- 石榴
- 苹果
- 玫瑰茄

- 肉桂

- 香菜

- 孜然芹（小茴香）

治疗性质的行为包括在火边或者太阳底下温暖自己，穿温暖的衣物，住在干燥的地方，做适量的体育运动，在下午和晚上接受空腹按摩，尤其是通过幻轮瑜伽的练习来平衡和稳定体液、器官组织。通过这些方式，运用所有适当的方法，我们就能够平息培根体液的扰乱。

不足、太过和相冲的含义

不足、太过和相冲的真实含义可以用以下的方式来解释：在人类生命的每一个阶段里，改变和扰乱体液和器官组织的自然状态从而导致生病的主要助缘，正是体液和器官组织自身，也就是当它们的性质被不足、太过和相冲改变的时候。这一点适用于生命的三个时期——童年、成年和老年，也适用于三种季节的性质，以及六根的作用，并适用于所有跟体液器官组织的自然状态不和谐的身、语、意的行为。

如何应对不足、太过和相冲

明白了人类生命是跟个体存在的各种阶段相互关联，也跟不同的季节，各种身、语、意的行为习惯，以及根尘的联系方式相关，我们就能够区分这些因素当中每一种不足、太过和相冲的情况。在这种了解的基础上，我们就能够迅速地采取措施，加强不足、减少太过和把相冲的恢复正常。

如何在生命的各个时期处于和谐之中

在童年，也就是培根体液（主导）的时期，引起胆汁和风大紊乱的助缘较少，因此在这个时期里很少有胆汁和风大的问题存在。然而，使胆汁生起的助缘在成年期更多，而那些使风大生起的助缘在老年期更多。因此，在这些时期当中，所有在早期童年积累起来的胆汁和风大的疾病之因将会完全成熟，许多问题就会清晰地显现出来。

同样的，在成年期，也就是胆汁体液（主导）的时期，引起风大和培根紊乱的助缘比较少，因此在这个时期风大和培根的问题很少产生。然而，引起风大紊乱的助缘在老年期更多，并且在成年期的生活中，由于不适当的日常饮食或者不正确的身、语、意行为而累积起来的、会导致风大和培根紊乱的因素在老年期变得完全成熟。总而言之，我们应该了解人生的三个时期的特征，跟它们保持和谐。

根尘的接触

人类有五根或者六根感官：眼根、耳根、鼻根、舌根、身根和意根。这些感官持续地经验着各自的对境：眼根经验着美丑或者中性的形象；耳根经验着愉悦、不悦和中性的声音；舌根经验着好、坏和中性的味道；鼻根经验着好、坏和中性的气味；身根经验着柔顺、粗糙和中性的触觉；意根分辨和经验着事物的细节。

如果我们的六根感官跟它们各自对境的接触没有以正确的方式来经验，而是被不足、太过和相冲所影响，跟自然的状态相比较，就有可能成为我们的体液和器官组织出现病态的原因。例如，不足的经验可以是待在一间眼睛无法视物的黑暗房间里，太过的经验可以是一直不停地盯着一个悦目和吸引的形象上，或者相冲的经验可以是以不适当的方式或者一种跟所凝视的物体的性质不相适的方式来使用眼根感官。

身、语、意的行为

在我们的日常行为中，我们通过身门进行各种活动，比如工作，通过语门说话和呼吸，并通过意门分辨事情的好坏，关心各种事物和感知情感。如果这些行为不适当或者受到了扭曲，并且产生了不足、太过或者相冲的结果，它们就会反过来变成能够扰乱体液和器官组织的状态的助缘，促使它们从自然状态转变为疾病。因此，发展培养有利于体液和器官组织自然状态安好和稳定的完美条件，并及时地通过饮食、行为、药物和外部治疗，对所出现的特定有害因素采取必需的纠正办法，就能够让我们平息和迅速消除所有扰乱体液和器官组织的不利因缘。

不足、太过和相冲

扰乱的助缘	状态	不足	太过	相冲
季节	热天季节（春季和夏季第一部分）	热量不足	十分热	寒冷
	冷天季节（冬季的第一和第二部分）	寒冷不足	极寒	热
	雨季（夏季最后部分和秋季）	下雨不足	暴雨	干旱

生
命

扰乱的助缘	状态	不足	太过	相冲
六根感官	见色的眼根	感官刺激不足	过度专注于感官刺激	不悦和恐怖的形象
	听声的耳根			不悦和恐怖的声音
	闻气味的鼻根			难闻和作呕的气味
	尝味的舌根			不悦或厌恶的味道
	感知触觉的身根			粗糙的物体，（寒凉体质者的）洗浴，（对热性体质者的）按摩
	被导向（对境）的意根			不适当和不正确的观点
行为	运动的身体	运动不足	运动过量	挨饥抵饿，过分运用使生理机能绷紧，严重的身体扭伤
	说话的口	说话不足	说话过多	哭泣、争执、争吵
	思考的心	思维不足	思维过多	极度悲伤

单一体液疾病的积累、显现和平息方式

　　"单一体液的疾病"是指单一体液变异的增长。"增长"的意思是，在主因——食物的各种味道、潜能和品质以及医药成分——以及助缘也就是季节①的基础上，积累、显现和平息的特定信号会以体液本身性质的生起、表现和消失的方式清晰地显现

---

① 在这个章节里，"季节"是指在本书第 72 页所述的三种季节。

出来。

风大体液积累的主因包括某些具有典型的微、轻、粗和动的品质的食物和药物成分。积累是在夏季期间发生的，此时风大体液在骨骼和身体肚脐下方的部分增长，它的特定征相就是喜爱温暖和有营养的食物。

风大体液疾病显现的主因同样也是某些具有微、轻、粗和动的品质的食物和药物成分。显现是在晚夏不太热并且风大体液移动到培根和胆汁的所在位置的时候发生，它的特定征相是风大紊乱的症状变得清晰可辨。

风大疾病平息的主要原因是某些具有柔、重、暖、腻和稳的品质的食物和药物成分。平息是在秋季发生，此时风大体液重新取得平衡并回到其原位，它的特定征相是（风大）体液的平衡。

胆汁体液积累的主因是某些具有典型的热、腻和锐的品质的食物和药物成分。积累是在夏季的第二部分发生，此时天气由于下雨而较凉，胆汁体液在身体的心脏和肚脐之间、血液里和汗里增长，它的特定征相是爱吃寒凉的食物。

胆汁疾病显现的主因同样是某些具有热、腻和锐的品质的食物和药物成分。显现发生在秋季还不是太冷，并且胆汁体液移动到培根和风大的所在位置的时候，它的特定征相是胆汁扰乱的症

生命

状变得清晰可辨。

胆汁疾病平息的主要原因是某些具有钝、凉、动、流动和干的品质的食物和药物成分。平息是在早冬当胆汁体液重新取得平衡并回到原位的时候发生，它的特定征相是（胆汁）体液的平衡。

培根体液积累的主因是某些具有柔、重、腻、稳和钝的品质的食物和药物成分。积累是在冬季极其寒冷的第二部分，此时培根体液在身体的心脏上方、营养精华或乳糜中、肉里、脂肪里、骨髓和生殖液里增长，它的特定征相是爱吃暖食。

培根体液显现的主因同样是某些具有柔、重、腻、稳和钝的品质的食物和药物成分。显现发生在春季当天气不再寒冷或者相当温暖的时候，并且培根体液移动到风和胆汁的所在位置，它的特定征相是培根紊乱的症状变得清楚可辨。

培根体液平息的主因是某些具有微、热、轻、锐、粗和动的品质的食物和药物成分。平息发生在初夏当培根体液重新获得平衡并回归到其本位的时候，它的特定征相是（培根）体液的平衡。

在两种体液的疾病中的增长和损耗方式

由于错误的饮食和行为导致的两种体液不平衡的增长被称为"两种体液的疾病"。以增长和损耗的形式存在的"两种体液的疾病"一共有十八种①。

在三种体液结合起来的
疾病中的增长和损耗方式

由于错误的饮食或者错误行为导致的所有三种体液从它们的自然状况中发生偏离和变异而失去平衡，就叫作"三种体液结合

---

① 其中九种疾病以增长的模式和不足的水平来做出区分，标记为增长。其中三种就是：培根和胆汁等同增长、风大剧烈增长；培根和风大等同增长，胆汁剧烈增长；风大和胆汁等同增长，培根剧烈增长。（另）六种疾病是：培根不足，胆汁增长，风大剧烈增长；胆汁不足，培根增长，风大剧烈增长；培根不足，风大增长，胆汁剧烈增长；风大不足，胆汁增长，培根剧烈增长；风大不足，培根增长，胆汁剧烈增长；胆汁不足，风大增长，培根剧烈增长。（另外）九种疾病是以损耗的模式和不足以及严重不足的水平来区分。这里面的其中三种是：培根和胆汁的等量损耗，风大严重损耗；培根和风大的等量损耗和胆汁严重损耗；风大和胆汁等量损耗，培根严重损耗。另六种是：培根平衡，胆汁损耗，风大严重损耗；培根平衡，风大损耗，胆汁严重损耗；胆汁平衡，培根损耗，风大严重损耗；胆汁平衡，风大损耗，培根严重损耗；风大平衡，培根损耗，胆汁严重损耗；风大平衡，胆汁损耗，培根严重损耗。

生
命

起来的疾病"。三种体液以增长和损耗的形式结合起来的所有疾病有二十六种 ①。

<h1 style="text-align:center">三种体液结合起来的
疾病的增长和损耗的联合方式</h1>

所有三种体液结合起来的十二种疾病，是它们增长和损耗的联合结果。其中有六种联合方式是三种体液之一是平衡的，其中

---

① 三种体液以增长和损耗的形式结合在一起的二十六种疾病如下：所有三种体液的等量增长；（根据它们的增长程度为极度、中等和弱等有六种）：风大极度增长，培根中度增长，胆汁弱增长；风大极度增长，胆汁中等增长，培根弱增长；胆汁极度增长，培根中度增长，风大弱增长；胆汁极度增长，风大中度增长，培根弱增长；培根极度增长，胆汁中度增长，风大弱增长；培根极度增长，风大中度增长，胆汁弱增长。其中一种体液严重增长的三种疾病为：培根和胆汁增长，风大严重增长；风大和培根增长，胆汁严重增长；风大和胆汁增长，培根严重增长。其中两种体液严重增长的三种疾病为：培根增长，风大和胆汁严重增长；胆汁增长，风大和培根严重增长；风大增长，培根和胆汁严重增长。这就是三种体液结合在一起，根据其增长模式来区分的十三种疾病。所有三种体液等量损耗；（根据它们的损耗程度为极度、中等和弱等有六种）：风大极度损耗，培根中度损耗，胆汁弱损耗；风大极度损耗，胆汁中度损耗，培根弱损耗；胆汁极度损耗，培根中度损耗，风大弱损耗；胆汁极度损耗，风大中度损耗，培根弱损耗；培根极度损耗，胆汁中度损耗，风大弱损耗；培根极度损耗，风大中度损耗，胆汁弱损耗。其中一种体液严重损耗的三种疾病是：培根和胆汁损耗，风大严重损耗；培根和风大损耗，胆汁严重损耗；风大和胆汁损耗，培根严重损耗。其中两种体液严重损耗的三种疾病：培根损耗和风大、胆汁严重损耗；胆汁损耗和风大、培根严重损耗；风大损耗和培根、胆汁严重损耗。

一种增长，而另一种损耗：

- 风大平衡，培根增长和胆汁损耗。

- 风大平衡，胆汁增长和培根损耗。

- 胆汁平衡，培根增长和风大损耗。

- 胆汁平衡，风大增长和培根损耗。

- 培根平衡，风大增长和胆汁损耗。

- 培根平衡，胆汁增长和风大损耗。

有三种联合方式是三种体液之一是损耗的，其余两种增长：

- 风大损耗，胆汁和培根过多。

- 胆汁损耗，风大和培根过多。

- 培根损耗，胆汁和风大过多。

最后，有三种联合方式是两种体液损耗，另一种增长：

- 风大和胆汁损耗，培根增长。

- 培根和胆汁损耗，风大增长。

- 风大和培根损耗，胆汁增长。

严重疾病

严重疾病①是由于错误的饮食或者行为，加上以前就有的扰乱了体液和器官组织的疾病所导致的疾病。所有严重疾病的主要类型有二十七种②。这些疾病显现出许多症状或者信号，从中可以推测出某一种"干扰"的体液已经侵入了另一种体液的所在位置、已经转化为另一种体液的疾病，或者已经占据了另一种体液的所在位置。当这个发生的时候，医生已经在其所在位置等等的基础上诊断出疾病，就应当非常小心，因为治疗有可能激起疾

---

① 严重疾病（*bla gnyan can*）：*bla* 是指生命能量（*srog*），而 *gnyan* 是指"构成危险"，比如对生命力。（*Wangdu, gSo ba rigpa'I tshig mdzod gyu thog dgongs rgyan*, *Mi rigs dpe skrung khang*，北京 1982 年，P.832）。

② 在二十七种主要类型的严重疾病当中，九种是由一种体液入侵另一种体液所在位置造成的侵扰型疾病。它们是：培根入侵风大位置；培根和胆汁入侵风大位置；胆汁入侵风大位置；风大入侵胆汁位置；培根入侵胆汁位置；培根和风大入侵胆汁位置；风大入侵培根位置；胆汁入侵培根位置；风大和胆汁入侵培根位置。九种由一种没有被平息的体液扰乱引起病变的疾病：风大紊乱没有被治愈而转变为胆汁疾病；风大扰乱没有被治愈而转变为培根疾病；风大扰乱没有被治愈转变为培根和胆汁的疾病；胆汁扰乱没有被治愈而转变为风大疾病；胆汁扰乱没有被治愈而转变为培根疾病；胆汁扰乱没有被治愈而转变为培根和风大疾病；培根扰乱没有被治愈而转变为风大疾病；培根扰乱没有被治愈而转变为胆汁疾病；培根扰乱没有被治愈而转变为风大和胆汁疾病。（另）九种病是由体液之间相冲引起的冲突导致：风大占据胆汁位置并跟培根相冲；风大占据培根位置并跟胆汁相冲；风大保持原位并跟培根和胆汁相冲；胆汁占据风大位置并跟培根相冲；胆汁占据培根位置并跟风大相冲；胆汁保持原位并跟培根和风大相冲；培根占据风大位置并跟胆汁相冲；培根占据胆汁位置并跟风大相冲；培根保持原位并跟胆汁和风大相冲。

病的恶化。例如，当风大症状显现为风大体液入侵胆汁位置的时候，就需要主要实施治疗风大体液扰乱的疗法。当风大紊乱的症状没有被治好，并且转化为胆汁疾病的显现，就有必要首先实施治疗风大紊乱的疗法。同样的，当胆汁症状显现为风大占据了胆汁位置并且跟胆汁相冲的结果，就有必要主要实施治疗风大紊乱的疗法。这样，通过辨认出"捣乱的体液"并实施适当的纠正措施，所有这些"严重"疾病都可以被治愈。

如何遵守正确的日常行为

正如已经清楚说明的那样，从怀孕的那一刻开始直到目前，体液和器官组织都是我们身体及其状态的基础。在这个正确领悟的基础上，我们应当遵从正确的日常行为习惯。我们每一天都要尽量使三种体液保持在没有受到扰乱的自然状态，并且以有利于身体健康的方式来做每一个行为。如果任何获得卓越技能的助缘存在激发疾病的风险，我们必须努力防止它转变为疾病，并且平息它。我们必须通过必要的饮食、行为、药物或者外部疗法快速治愈那些已经显现出来的疾病。我们必须用尽所有办法通过饮食和行为的方法来终止被改变体液的疾病，并且把它们恢复到自然状态。保持对这些原则的持续正念和觉知是极其重要的。

在日常生活中能够实施正确的饮食和行为，就能保持体液和器官组织的平衡。体液和器官组织的和谐能够保证我们的健康生活。而且，身体元素力量的平衡会使得外部环境的元素力量难以伤害到我们。避免了心的内在状况被困倦、焦虑和麻木所统摄，我们将能够在一种自然放松的状态里自在地生活，宁静而快乐。因此，我们应该根据自己的直接经验，避开那些不适合自身个人体质的食物。关于我们的营养，我们也要避开那些在药典中所说的吃了会像毒药一样伤害身体的有害的食物搭配。

有害的食物搭配

通常，关于营养方面，某些食物搭配并不适合我们的体质。主要有：

- 没有完全发酵的酸奶和新发酵的酒精饮品

- 鱼和奶

- 奶和水果

- 鸡蛋和鱼

- 煮过的豌豆和糖浆

- 煮过的豌豆和酸奶

- 蘑菇和芥子油

- 鸡肉和酸奶

- 蜂蜜和芝麻油

- 蜂蜜和盐

- 在吃过融化的黄油之后喝冷水

- 肉和奶或者酸奶

- 肉和酸性食物

- 酸性食物和奶

- 在前一顿饭消化之前就吃饭

这些就是不健康的食物搭配，因此我们要总是避开它们。而且，我们应当戒吃那些不适合我们个人体质的食物。

食物的有益和有害方面

任何种类的固体和液体食品和所有的饮料，以及大多数食物的味道和品质，都具有双重作用——有益和有害，或者三重作用——有益、有害和中性。关于双重作用，食物的有益部分能够和谐我们机体的某些方面，并促进它的健康，而有害部分则会成为扰乱我们身体其他部分的助缘并损害健康。

有六个类别的固体食物、液体食物和饮料：谷类和豆类，肉类，油和脂肪，固态食物的素菜，各种烹煮过和腌制过的液态食物，以及饮料。

谷类和豆类

在不同的国家或地区都有许多不同种类的可食用谷类和豆类，无法在这里全部列举。下面的表格根据一些谷类和豆类的味道、品质和属性给出了服食后所带来的利益和害处的一般例子。

谷类和豆类

种类	味道	品质	特点
稻米	甜	腻，柔，凉，轻	可治三种体液的扰乱，增强性能力，止泻止呕
小米	甜	重和凉	增强机体，治疗骨折损伤
早大麦和早小米①	甜	凉，轻，粗	刺激食欲
小麦	甜	重和凉	有营养，治疗风大和胆汁扰乱

---

① 长成了六十天之后的大麦和小米。

种类	味道	品质	特点
大麦	甜	重和凉	增加大便数量，极大加强体力
未去壳的小大麦，和 *seda*（类似燕麦的谷类）	甜	凉，轻，微	治疗培根—胆汁结合的扰乱
豌豆和豆类	涩和甜	凉，轻，粗	收缩血管，止泻，治疗发热和培根扰乱
利马豆			治疗风大—培根结合的扰乱，化痰，帮助呼吸，治疗痔疮，治疗精囊结石①。会引起血液和胆汁扰乱
红—黑豆②			治疗风、培根和胆汁疾病，加强再生能力
小扁豆	涩和甜		促进风、胆、培根的增长
粗粒小麦粉（*skyo ma*）		重和热	帮助治疗脓肿、痛风和血液病
芝麻	甜	腻和柔	帮助治疗风大扰乱
亚麻籽		凉和轻	对治所有类型的溃疡和损伤，增进风大、胆汁和培根

（以上）这些以及所有其他的谷类和豆类，当它们还新鲜和未干的时候，性质是重的，而那些成熟的、干的或者老熟的性质是轻的；煮过或者烤过就会变得更加轻。简而言之，尖状的大米，小米和其他谷类以及豆类，诸如甜豌豆，以及在消化道里也是甜味的，会加强性能力和体力，对于治疗风大扰乱十分有效，但是它们具有增长培根的缺点。

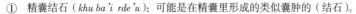

① 精囊结石（*khu ba'i rde'u*）：可能是在精囊里形成的类似囊肿的（结石）。
② 红—黑豆（*ma sha/ma sha ka*）：小的豆子，半红半黑。

肉　类

在不同的国家地区有许多种类的可食用动物的肉类；在后面第 95 页的表格根据一些肉类的味道、品质和属性给出了服食后所带来的利益和害处的一般例子。

所有的肉类，当仍然新鲜的时候具有寒凉的性质；当成熟之后，它们会有暖热和富含营养的性质。陈放了一年的肉类能够有效地安定风大体液和增加代谢热量。生肉、冻肉和烤肉全部都具有重的性质并且难以消化。干的和煮熟的肉类性质为轻，也容易消化。简单而言，大多数肉类味道都是甜的，在消化道里也会保持这个味道。

由于动物的栖息地不同会存在差异：生活在干燥地方的动物的肉性质是凉、轻和粗的；可以治疗由风大和培根结合的扰乱所引起的发热。生活在潮湿地区的动物的肉性质是腻、重和暖的；可以对治胃部不适、在腰椎四周和肾脏部位发生的问题，以及跟风大平衡有关的寒性疾病。两栖动物的肉同时具备这些品质。

吃生肉的动物和鸟类的肉性质是粗、轻和暖的；能够增加代谢热量，使肿瘤消减，增加肌肉块头和治疗寒性扰乱。

肉 类

种类	味道	品质	特点
羊肉	甜	腻和暖	增加体力，增强器官组织，刺激食欲，治疗风大和培根扰乱
山羊肉	甜	重和凉	帮助治疗性传染病、天花和烧伤；缺点是会增长风大、胆汁和培根
牛肉	甜	凉和腻	治疗风大扰乱导致的发热
马、野驴和骡	甜		止脓，止肾痛和腰痛，对治寒性病和淋巴紊乱
猪肉	甜	寒和轻	治疗损伤和溃疡，消除黑培根扰乱[①]
水牛肉	甜		长膘，促进睡眠
牦牛肉	甜	腻和暖	对抗寒性状况导致的风大扰乱
鸡肉和禽类	甜		治疗溃疡和伤口，增加精子
孔雀肉	甜		帮助治疗眼疾和沙哑，使老年恢复青春
野牦牛	甜		治疗胃病和肝病以及寒性病，增长代谢热量
野生蹄类动物	甜	寒和轻	对治两种体液扰乱引起的发热
野兔或家兔	甜	粗	增加体热，止泻
土拨鼠	甜	腻和重	治疗脓肿，减轻跟寒性相关的风大扰乱、胃部不适和肾痛、腰痛，治疗头痛
水獭	甜		增强性能力，对治肾痛和腰痛，对抗寒性扰乱
鱼类	甜		治疗胃部问题，刺激食欲，增强视力，治疗引起溃疡和脓肿的培根功能失调。

---

① 叫作"黑培根"（*bad kan smug po*）的这类紊乱包括跟血液、淋巴和三种体液有关的扰乱，症状是胃酸过多、消化困难、溃疡和内脏肿瘤。

生

命

油和脂肪

　　有很多种类的油脂和脂肪；其中，在第96—97页的表格里根据它们的味道、品质和属性给出了食用后所带来的利益和害处的一般例子。

　　简而言之，在西藏药典中清楚说明了以下关于油脂和脂肪的利益："油脂和脂肪能够为进食者很好地生起内部的代谢热量，它们可以清洁内脏、加强器官组织、发展体力、增加光泽、稳固五根的功能，也可以作于外用来恢复老年人的青春，等等。"

　　用于提炼橄榄油的优质橄榄果，现在已经在西方被广泛使用，是一种榄仁余甘子[①]，因此它的果实具有很好的利益作用。

油脂和脂肪

种类	味道和品质	特点
新鲜黄油	甜和凉	增加性能力，给予身体光泽和力量，对抗胆汁失衡导致的发热
老黄油		对疯癫、癫痫和晕厥有帮助
清黄油		对益智、增强记忆力、增加代谢热、增强体力和寿命有效
新近产子的动物的奶和奶酪		刺激食欲，会引起便秘，治疗培根扰乱

---

① 榄仁余甘子（*skyu ru ra*）是一种小的、酸性的果实，在藏药和阿育吠陀医药当中被广泛使用。

种类	味道和品质	特点
奶桶上黏附的黄油①		帮助治疗结合风大—培根的扰乱，增进代谢热
来自 dri② 和羊奶的黄油	平衡和凉	能有效治疗跟寒性疾病有关的风大扰乱
来自 dzomo③ 的黄油	热和锐	帮助治疗风大失衡导致的发热
芝麻油		帮助较瘦的人增加体重，帮助肥胖的人减体重，使肌肉结实，缓和风—培根结合的扰乱
芥子油		对风大扰乱有疗效；缺点是增加培根和胆汁
骨髓		治疗风大扰乱，增加精液；缺点是会增长培根
动物脂肪		减轻关节疼痛，治疗烧伤，对抗风大扰乱，缓和耳痛和偏头痛，帮助治疗妇科疾病

蔬　菜

世界各地生长着人量不同种类的蔬菜。在后面第 98—99 页的表格里根据一些蔬菜的味道、品质和属性给出了食用它们之后所带来的利益和害处的一般例子。

---

① 一种在存放奶的容器壁边上形成的乳脂（*zo mar*）。西藏牧民把木勺放进奶中，过一些时候这种乳脂就会黏附在上面。
② *Dri*（*'bri*）是牦牛（*g.yag*）中的雌牛。
③ *Dzomo*（*mdzo mo*）是公牦牛和母牛（杂交）的雌性后代。

生

命

简单地说，味道辛辣的蔬菜，例如洋葱，对于治疗培根、风大扰乱以及寒性扰乱具有疗效。

诸如蒲公英的苦蔬菜，对于克服跟胆汁紊乱有关的发热具有疗效。

在干燥地区生长的蔬菜具有暖和轻的性质，能够有效祛除寒性的扰乱。

在潮湿地区生长的蔬菜具有凉和重的性质，能够有效治疗热性扰乱。

干的蔬菜具有暖和轻的性质，能有效祛除寒性扰乱，而生蔬菜则是凉和重的性质，能有效治疗热性疾病。

蔬　菜

类型	味道和品质	特点
洋葱	热	促进睡眠，刺激食欲，治疗风大—培根结合的扰乱
大蒜	重和凉	治疗细菌疾病，对抗跟发热相关的风大扰乱
蒜苗	重和凉	对抗热性扰乱和风大扰乱
新鲜的辣芜菁	轻和热	增加代谢热量，止泻
熟透的辣芜菁	重和凉	具有增加培根的缺点
甜芜菁	重和凉	防止食物中毒和其他种类的中毒
山蒜		难以消化，导致食欲减退

类型	味道和品质	特点
锦葵		增加胃培根和精液热量，对抗液体滞留，止泻
三叶天南星		愈合伤口和烧伤增长培根和胆汁
藜		通便；对视力有害
红藜		对抗风、胆和培根的扰乱
蘑菇		对治疗炎症疼痛和溃疡有疗效；增加易患（高血压）病者的动脉血压
白和黄的苣苦菜	凉	治疗胆汁扰乱和热性疾病
鲜姜		治疗热性疾病、由胆汁和偏头痛引起的发热
大黄和大黄叶		消除培根扰乱，刺激食欲

水　果

　　每一个国家地区都有其独特的环境条件，因此就有了各种各样闻名的可食用水果。下面是根据一些水果的味道、品质和属性给出了食用它们之后所带来的利益和害处的一般例子。

- 苹果是甜和酸的，因此它们是一种有效的治疗肠鸣和大小肠问题的食疗品。

- 葡萄能有效治疗肺病和退烧。

- 石榴能治疗所有的消化问题，产生消化热，对治所有的培

生命

根疾病和寒性扰乱。

· 胡桃能治疗风大扰乱和帮助四肢收缩症（由关节炎或者瘫痪引起的畸形）的四肢伸直。

· 欧楂可治疗肺部扰乱和帮助鼻喉部黏液的除痰。

· 桃子和杏仁能有效帮助头发、体毛的生长和淋巴的重新吸收。

在烹煮食物里使用的成分和调料

由于不同国家和地区有不同的习俗，就有了大量各种各样的烹煮食物。在第 102 页的表格里根据烹煮食物的味道、品质和属性列出了食用它们之后所带来的利益和害处的一般例子。一些用在煮食当中的调料和成分具有以下属性：

· 蜂蜜对风大和淋巴紊乱有疗效。①

· 糖能缓和热性的血液和胆汁病症。

· 蔗糖糖浆对跟风大失衡有关的寒性疾病有很好的疗效。

· 盐可以为食品调味，增加代谢热量，促进消化和排泄，但

---

① 淋巴（*chu ser*）是指混合了纯黄的胆汁液和血红色残液成分的桔红色的黏液。淋巴液可以在身体的各处，如皮肤、骨骼和内部器官等等中间找到，但主要是在肌肉和皮肤之间以及关节里。

同时会使高血压易患者血压增加。

- 茴香可做食品调味，并对风大扰乱引起的发热有很好的降热作用，也是很好的解毒和治疗眼疾的药物。

- 四川辣椒能为食物调味，也是很好的血管舒张药物，但具有增加培根和风的缺点。

- 姜可以给食物调味，刺激食欲，发展代谢热量，并克服培根和风大扰乱。

- 小豆蔻可以给食物调味，也能有效治疗肾脏扰乱和寒性疾病。

- 芫荽（香菜）可给食物调味，也能有效对治胃部黏液和热性扰乱。

- 印度长辣椒能做食物调味，也能有效治疗所有的寒性疾病。

- 辣椒可为食物调味，增加代谢热量，也能有效对治所有寒性疾病。

- 肉桂能给一些食物调味，具有治疗胃部和肝脏疾病以及跟风大失衡有关的寒性病症的优点。

- 肉豆蔻能为一些食物调味，具有治疗风大失衡和心脏问题的优点。

- 丁香能给一些食物调味，也能对治重要的血管（主动脉和主静脉）问题以及跟风大失衡有关的寒性扰乱。

生命

所有冷冻和极冷的食物具有破坏消化热的缺点，因此总是避免它们是很重要的。

烹煮过的食物

种类	味道和品质	特点
稀米汤	非常轻	治痢疾，除口干，治作呕，祛除风、胆、培根过盛，促进消化，帮助器官组织平衡，增加热量，强化血管
稠米汤		平息饥饿和干渴，对身体虚弱者有利，止呕，舒缓便秘，增加热量，加快疾病治疗的进程
非常稠的米汤		有效止泻，刺激食欲，平息干渴
煮熟的米饭	轻	容易消化
烤大麦粉煮牛奶	重	阻止风大扰乱
烤大米粉		止泻，帮助骨折愈合
在成熟之前收割的谷类的汤 [1] 和大麦汤		能很好地滋补机体组织；阻碍血液循环和减少代谢热量
烤大麦的汤	轻，柔，暖	总是对胃很好
凉的烤大麦粉	重	增加体力
烤大麦的粥	轻和柔	容易消化
肉汤	重	有效对治风大扰乱，为虚弱者补充精力
烤大麦粉的饺子 [2]		很好地对治风大失衡
荨麻汤		对生起热和治疗风大扰乱有很好作用；会引发培根和胆汁扰乱

---

[1] 藏语为 *srus thug*，麦穗，在它们成熟之前收割并做成汤。

[2] 藏语为 *zan skam*，用烤大麦粉做成的饺子，晾干后再煮。

饮　料

在各个国家或地区有大量各种各样的饮料被饮用。在后面第104 页的表格里，根据饮料的味道、品质和属性列出了饮用它们之后所带来的利益和害处的一般例子。

奶是甜的，在消化的时候会保持这个味道，也具有油脂的品质，因此它能增加身体光泽和保养器官组织以及精子。由于它既重也寒，因而能够治疗风大和胆汁的扰乱，但却具有增长培根的缺点。

· 刚刚挤出的奶是一种帮助身体器官组织生长的甘露。

· 前一天挤出的牛奶是寒性的，重而凉，能促进细菌和培根的增长。当煮过之后，就获得了轻而暖的品质。如果加以浓缩，它就会变得浓重，因而难以消化。

· 没有煮过的牛奶的性质是重而凉，会促进细菌和培根增长。煮过的奶性质是轻而暖。煮了较长时间就会变浓，会变得难以消化。刚刚煮过的热奶是一种甘露。

· 脱脂奶的性质为粗和凉。

· 新鲜的乳酪味道酸涩，其性质为轻。因此，它能增长消化热，治疗肿瘤、水肿和脾脏疾病、痔疮、尿潴留、食欲不振、贫血、由肥腻食物和化学中毒引起的消化不良。

所有类型的酸奶都具有在消化期间也保持着的酸味，并且性质凉、腻和重。因此，酸奶能够有效对治风大紊乱和便秘；它会刺激食欲和对抗跟寒性疾病有关的传染病、流行性感冒和由元素失衡引起的普通感冒、尿潴留和腹泻。然而，它会引起脂肪、精子和培根增多，并激发破坏血液的胆汁扰乱和水肿。

奶

奶类	品质	特点
牛奶	凉	可治疗肺出血，肺结核，损坏血液的胆汁疾病，长时间感冒，尿频，呼吸困难，黏膜炎，由饥饿和干渴导致的虚脱、晕眩和中毒；增加人奶奶量，增加勇气和维持健康
山羊奶	凉	山羊奶轻而凉，能很好地对治引起干渴的疾病、传染病、呼吸困难、血液病和由胆汁紊乱导致的发热
母羊奶	暖	十分有营养，可帮助克服风大扰乱；治疗心脏病、呼吸问题和细菌感染；会增加培根和胆汁
牦牛奶	暖	可帮助治疗风大扰乱；对治由培根或胆汁疾病引起的问题
Dzomo奶	凉暖性质平衡	适合（所有）身体组织，对健康非常有利益
象奶	非常稳	
水牛奶	非常重和凉	容易消化，可治疗失眠
马奶和驴奶	辣、酸和咸	对治疗肺病有益，能很好地祛除次要的风大扰乱，使人变迟钝

奶类	品质	特点
骆驼奶	稍粗和暖，非常咸和轻	治疗培根和风大导致的痢疾，以及细菌感染，可治浮肿、水肿和直肠疾病
人奶		治疗风大、胆汁和血液扰乱；可用滴量治疗鼻疾；可用作清洗眼睛，治疗眼疾；可局部使用治疗伤口。

- 由脱脂奶制作的酸奶能有效治疗流行性感冒和由元素失衡引起的一般感冒；可治疗由创伤导致的伴随发热的病症，以及止泻，但对风大体液稍有损害。

- 由全脂奶制作的酸奶如果在春季、早夏或者早秋晚上食用，就会变成一种毒药。在这些时节服用的酸奶应当拌入黄油、糖、蜂蜜或余甘子榄仁粉。无论如何，定期地食用酸奶，尤其是在睡觉之前，有可能变成流行性感冒、血液疾病、丹毒、麻风病、失眠和眩晕的助缘。

- 酸奶的乳清类似脱脂乳或者流体食物。它性质非常轻，跟脱脂乳的利益相似。它尤其是对治腹泻的良品，能促进通便和清洁血管。

- 新鲜的奶酪，也就是由脱脂乳和奶混合在一起的发酵物过滤出来的固态产物，具有重的品质；可增加体力和精液，但会引起昏沉，增加培根和大便硬度。

- 从刚刚产仔的母牛或者其他蓄养动物挤出的奶具有重的品

生

命

质，因此具有跟新鲜奶酪相似的属性。

· 在收集和保存奶类的容器中形成的黄油，性质为重，具有
跟新鲜奶酪一样的利益和害处。

· 乳清，也就是生产新鲜奶酪剩下的东西，不会增长风大和
胆汁，能很好地对治培根太过。

· 奶酪具有重的性质，因而跟新鲜奶酪有同样的利益和害处。

· 煮过的酸奶有利于使大便变硬，以及阻止发热所伴随的
痢疾。

水会有很多不同种类：

· 雨水的性质凉而轻，具有很多很好的品质：味道好，能使
人满足和健康，等等。然而，当今的空气和大气并非跟以
往那样干净了，雨水难以具有这些好的品质。

· 冰川水的性质为凉和稳，能对治风大和胆汁扰乱，但具有
引发腿部风湿和心脏问题的缺点。

· 纯净的水是从没受污染的、阳光充足和有风的地方涌出；
它对身体有好处，并具有很多优良的品质。

· 水面覆有风化粉膜或者杂草、树叶的不流动的死水，被树
木所遮蔽，被人类或者动物的粪便或尿液咸化或污染，具
有引发所有风、胆、培根扰乱的缺点。

喝新鲜的凉水和洒在身体上，能够很好地治疗：

- 昏厥。

- 身体疲劳。

- 宿醉。

- 晕眩。

- 酒精中毒。

- 口干。

- 体温过高。

- 损害血液的严重的胆汁疾病。

- 食物中毒。

煮过的开水非常有益，因为它：

- 能增长消化热。

- 有利消化。

- 止嗝。

- 消除由培根扰乱导致的胃肠气胀。

- 减轻呼吸问题。

- 即时阻止新近传染的流感和普通感冒。

喝凉开水：

- 不会恶化培根扰乱。

- 是修正胆汁扰乱的良剂。

但是，放置超过二十四小时的开水就会变得有毒性，会引起

生命

各种疾病，因此不应该饮用。

发酵过的饮料为甜、酸或者苦味，在消化道里为酸味。这些饮品的性质为锐、暖、粗和微，有轻微的通便作用。

发酵过的饮料具有以下好的品质：它们能使身体热量燃烧，增加勇气，促进睡眠和治疗培根和风大结合的扰乱。然而，过量喝发酵的酒品会导致心态的变异，导致丧失知耻心，丧失良心顾虑，丧失畏惧，因此要小心食用。新鲜发酵的酒品具有重和柔的品质，因此会增长消化热，易于消化。

陈酿酒品具有轻的品质。用小麦酿制的酒品具有重的品质，而用大米酿制的则轻一些，用大麦酿制的则更轻。用一种大的去皮大麦酿制的酒精饮料，以及用 seda 即一种类似燕麦的谷类酿制的，或者是用烤过的大麦酿制的也是轻的。

适当的食物和进食时间

关于在日常生活中所食用的各种食物和饮料，通常在夏季的第二部分（也就是在雨季里）以及在冬季，我们必须服食甜、酸、辛涩和暖的食物。在春天的时候我们要吃咸、苦、辣和粗的食物。在早夏期间，我们应当食用凉性的甜味食物，而在秋季则吃那些甜、辛涩和凉性的食物。

至于每日的吃饭时间，在习惯和所生活地区的风俗的基础上，我们都应该定时吃饭，无论数量如何，首先是在早上吃早餐，在中午吃午餐，以及在晚上吃晚餐。而且，我们要习惯于在晚上不太晚的时候吃晚饭，避免晚饭的食物难以消化，也不要在晚上较晚的时候食用诸如酸奶的酸性食物。在日常生活中定时进食能让我们一直保持健康的生活。

适量进食

无论我们吃喝什么，都必须适量。这对于保持我们的身体健康是非常重要的。进一步说明，我们必须根据食物品质的轻重程度来决定合适的量。如果食物是轻的，我们可以一直吃，直到感到胃已经满了；如果食物是重的，我们应当吃充满我们的胃一半的量。这样的进食方式具有让任何种类的食物容易消化的好处，有利于身体健康，也有利于增加我们的消化热。如果我们没有吸收正确的量，并且我们摄取的食物太少，我们就不但无法增加力量和身体的光泽，而且将会看到各种风大扰乱的产生。

如果我们超过了正确的量，我们所吃的食物没有被全部消

生
命

109

化，而伴火风的脉道将会被胃黏液阻碍，消化热就会消退，各种风、胆、培根的疾病就会丛生。

为了一直生活在健康之中，我们应当按照西藏药典中所清楚说明的那样去做：胃的四分之二装满食物，另四分之一装满饮料，让最后的四分之一留空给风大体液。在饭后喝水直到充分满足具有很大的利益：能够让食物溶解，促进消化，营养身体和生起力量。如果消化热较弱而难以消化，喝发酵的饮料和吃肉能够极为有效地增加代谢热量。

如果有消化不良和肠胃气胀，在饭后喝开水能帮助去除肠胃气体。想要增加体重的男人或者女人，应该在饭后喝好的发酵饮品，而那些肥胖且希望减少体重的人应当在饭后喝加了蜂蜜的开水。在吃了酸奶、受毒物污染的食物、蜂蜜，或者喝了发酵饮料之后，立刻喝新鲜的水，无论服食这些食品是否会变成疾病的助缘，都能够有效消除由这些食物所导致的不适并且阻止这些问题在将来复发。

正确行为的方面

如果身、语、意的日常行为是正确的，则体液和器官组织将会保持一种和谐的状态。这种和谐能够保证我们身体的良好健康，因此，我们完全依靠正念觉知，训练正确的行为模式，成为我们身体安泰的根源。西藏的重要药典讲述了行为的三个不同方面：日间的、季节性的和偶然的。

正确的日间行为

我们所有人都生活在一个既定的社会环境里，依从于许许多多不同的短暂环境条件。这种环境也是跟时间相连的，因此其情况每天都在经受各种变化。有可能发生的是，我们或许会被迫一再地做出改变，大多数都跟我们心目中的计划不一致。我们可以通过自己的经验明白这点。有鉴于这种情况，重要的是我们要知道如何采取三门的正确行为来应对不同的环境，保持持续的正念和觉知。例如，前往危险的地方或者参与有危险的活动是不明智的，除非它是必需的。酗酒或者使我们的机体变弱，让我们自己被忧伤压倒，把自己累坏或者耗尽自己的能量，言谈过多，或者在初夏时当粗的品质遍满并且日长夜短之时被恐惧所震动，尤其会使我们失去体力并且增长风大体液。这样的行为尤其会对老人有害。那些遭受这种问题的人应当在日间打个盹，因为睡眠的钝重品质具有减少风大的效果。在所

生
命

111

有其他情况中，睡眠会增加培根体液，引起肿胀，使心混沌，引起头痛和慵懒嗜睡，并促使流感的发生。因而，避免在日间睡眠是特别有益的。

当睡眠过量的时候，服食催吐药、节食以及进行性行为会减少睡眠。如果睡眠不足，可以通过喝热牛奶、酸奶、酒精饮品、肉汤或者其他暖热和有营养的食物来促进睡眠，也可以在头上擦芝麻油或者其他油，或者在耳朵里滴入微温的油。

想要进行性行为的男性应当避免已婚的、不悦的、怀孕的、憔悴或瘦弱的，以及那些在经期中的女子。跟不悦的、怀孕前期的或者瘦弱的女子发生性关系是有危险的，因为它们会消耗体力和身体光泽，并且会损害生命的进程。也要避免跟异生的众生也就是牲畜动物的性行为。

在冬季，当精子大量增加并由于性欲而遗精的时候，男性即使有频繁的性行为，也可以没有限制。在秋季和春季的时候，最好是隔几天，而在夏季的第一和第二部分（在五月和八月之间），则是每月两次。西藏医学里解释说随意胡乱的性行为会成为视力和其他感官能力减退以及眩晕和其他问题的助缘，甚至会导致早亡。

定期用油按摩和擦身体，尤其是不时地用油擦头、脚底和耳朵，会有很大的利益：可以延缓衰老、消除疲劳和治疗风大扰乱。

按摩能够让身体感觉轻安，减少身体脂肪以及通过产生一个好的身体状态，使五根感官清明，显著增加代谢热量，使身体健壮，以及增加身、语、意的作用能力。然而，过度的按摩是不适宜和不恰当的，尤其是对老人、小孩和经受着风大或者胆汁扰乱之苦或者两者兼具的人而言。除了老人和小孩以外，任何身体健壮并且习惯于以肥腻食物为主食的人，尤其是经受着培根扰乱之苦的人，他／她应当在冬季和春季坚持不懈地进行体育锻炼。

洗浴具有加强性能力、体力、生命力、光泽的效果，同时可以消除痕痒、出汗、身体气味和干渴。用热水洗浴或者清洗身体的下部可以使机体精力充沛，而用热水洗头则有削弱头发和眼睛的缺点。在因发烧而腹泻、肠胃气胀、普通的着凉、消化不良、有鼻疾或者眼疾的时候以及刚吃完饭之后，应避免洗浴。简单地说，我们必须保证"三门"（身、语、意）的每一个行为活动都以正念和觉知来统摄。

正确的季度行为

关于正确的季度行为，我们要知道在初冬（十一月和十二月）当皮肤毛孔在寒冷中封闭的时候，风大体液在燃放着热能量。如果我们吃得过少，身体机能就会因而减弱，因此我们应当吃饱，并且摄入更多的糖、酸和辛辣的食物。在此期间夜比日长，我们感到更加饥饿，这样会削弱身体机能。因此我们应采取以下行为：在身上擦芝麻油，喝肥腻的肉汤，穿毛衣，总是穿着温暖的鞋子，敷热布，适度地在火边或者太阳底下暖热自己，并待在温暖的地方。

在冬天的时候，培根体液在内部积累，而在春天由于太阳的温暖，代谢热量减少会引起培根病症的发生。因此，我们应当在春季吃更多的咸、苦和辣的食物。我们可以通过服食陈年的大麦、蜂蜜和风干的动物肉类，喝用姜煮过的水，以及进行具有粗的性质（也就是消耗体力的活动）的行为，待在芳香的花园的树阴里进行体育锻炼，然后让我们的汗水收干。

在初夏的时候（五月和六月），太阳的强热会削弱我们的机体。因此，我们要吃更多的甜、轻、油腻和凉的食物，戒吃咸、辣和酸的食物，也要避免体育运动和暴露在太阳底下。我们应当在冷水里洗浴，饮用优质的水，穿轻薄的衣服，在身体上擦香精，并且留在凉快的房子或者在树阴下或靠近河边乘凉。

在夏天的第二个部分（七月和八月），云层开始覆盖天空，雨水开始滋润大地。风的刮起以及凉的觉受、土地和泥土的潮湿等等，会损害消化热。因此，在此期间我们应当主要吃会产生消化热的食物，特别是甜、酸、咸、轻、暖热和油腻的食品。我们可以喝用干燥地区种植的谷类酿制的发酵饮料，不要待在诸如房顶的寒凉之处。在夏季的这个凉快时节，身体会立刻被太阳的光线侵扰。

在秋季里，雨季中积累起来的胆汁体液会引起胆汁疾病。因此，在秋季为了消除这些疾病，我们应当吃甜的、苦的和辛涩的食物，用樟脑、檀香木和兰花香熏衣服，并且待在充满清新香味的房子、公园或者其他地方。

简而言之，在晚夏和冬季的时候，我们要依靠具有暖热性质的饮食和行为。在春季我们应当采取具有粗的性质的饮食和行为，而在初夏和秋季采取具有凉性的饮食和行为。尤其是在夏季的第二部分期间，我们应当主要依靠以甜、酸和咸的食物为基础的饮食，而在春季，则主要基于苦、辣和辛涩的食物。在夏季的第一部分，我们要遵从基于甜食的饮食，在秋季，主要都是甜、苦和辛涩的食物。

正确的偶然行为

我们需要特别注意日常行为的几个方面。例如：当我们感到饥饿的时候节食，会变成导致削弱和弄垮机体以及引起丧失食欲和眩晕的助缘。同样地，当我们干渴的时候不喝水，就会变成导致更加干渴、晕眩和心脏问题的助缘。

- 压制呕吐的冲动会变成导致失去食欲、呼吸困难、贫血、丹毒、皮疹、脓肿、麻风病和眼疾的助缘。

- 压制打呵欠的冲动会变成导致脸部局部麻痹、腭部破裂等等的助缘。

- 压制打喷嚏的冲动会变成导致五根感官明性减退、头痛和歪脖的助缘。

- 当疲累或者筋疲力尽的时候压制喘气，会变成导致肿瘤和心脏问题的助缘。

- 压制睡眠的需要会变成引起呵欠过多、发愣、头部感到沉重、损害视力和消化不良的助缘。

- 压制吐痰会变成导致鼻部黏液分泌增多、呼吸困难、体重减少、连续打嗝、丧失食欲和心脏问题的助缘。

- 压制流泪会变成引起头晕目眩、流鼻涕、食欲不振和心脏问题的助缘。

- 压制排便会变成导致口腔不净、头痛、腿部抽筋和普通着凉的助缘。

- 压制放屁会变成导致大便坚硬、便秘、肿瘤刺痛、视力减弱、消化热很少以及心脏问题的助缘。

- 压制排尿会变成导致肾结石、尿道疼痛和生殖器问题的助缘。
- 压制射精会变成导致阴茎疼痛、尿潴留和结石增生的助缘。

因此，为了创造出良好健康生活的条件，必须遵从正确的身、语、意的行为。最后，活得健康的一个必不可少的要素，就是要具有对我们日常饮食中哪些味道和品质是有益的、哪些会伤害我们机体的分辨能力。

味道的属性和品质

扰乱我们体液和器官组织或者改变三种体液的状态的主要因缘，是来自于我们日常消耗的食物和饮料的味道属性和品质，以及我们的行为特点。平息机体扰乱和快乐地生活在自然状态中的能力，来自于味道属性、品质和行为的均衡。因此，在生命的进程当中，我们应当对与我们生命所需密切相连的食物和药物的六种不同味道的性质、八种不同的品质和十七种属性有很好地理解。因此，很重要的就是要了解在日常生活当中，也就是在我们的行为和饮食当中如何具体地运用这些知识，并且避免仅仅把它作为展示的理论知识。当这样的一种理解真正成了我们自身的一部分，不仅能够和

谐我们目前所拥有的身体的体液和器官组织并使之从不利的状态中
解脱出来，也能够成为延缓死亡到来的完美工具。

六种味道的性质

六种味道是我们惯常的食物和饮料所内在固有的。

· 糖、糖浆等，具有地大和水大元素的性质，是甜的。这种味
道具有治疗风大和胆汁扰乱的属性，在消化后保持甜味。

· 发酵的啤酒、脱脂乳等，拥有地大和火大元素的性质，是
酸的。酸味具有治疗培根和风大扰乱的属性，在消化之后
保持酸味。

· 石榴和类似的食物，拥有地大和风大元素的性质，是辛涩
的。辛涩的味道具有治疗培根和胆汁扰乱的属性，在消化
之后这种味道会变苦。

· 石盐、海盐等，拥有水大和火大元素的性质，是咸的。
咸味具有治疗风大扰乱的属性，在消化之后这种味道会
变甜。

· 蒲公英、咖啡和类似的食材，拥有水大和风大元素的性
质，是苦的。苦味具有治疗培根和胆汁扰乱的属性，在消

化之后保留苦味。

- 辣椒和类似的食物，拥有火大和风大元素的性质，是辣的。辣味具有治疗培根扰乱的属性，这种味道在消化之后变成酸味。

六种味道

元素	味道	治疗的体液	消化后的味道
地大 + 水大	甜	风大和胆汁	甜
火大 + 地大	酸	培根和风大	酸
地大 + 风大	辛涩	培根和胆汁	苦
水大 + 火大	咸	风大	甜
水大 + 风大	苦	培根和胆汁	苦
火大 + 风大	辣	培根	酸

八种品质

八种品质表示了我们通常的食物和饮料的本质特点。

- 咸、辛涩和甜的食物具有重的品质，因此能够强有力地对治风大扰乱。

- 咸、酸和甜的食物具有油腻的品质，因此能够有力地对治

生
命

风大扰乱，但同时具有增加胆汁体液的副作用。

- 苦、辛涩和甜的食物具有凉的品质，因此能够有力治疗胆汁扰乱。

- 苦、辛涩和甜的食物还具有柔的品质，因此能够有力对治胆汁扰乱。

- 酸、辣和苦的食物具有轻和粗的品质，因此能有力对治培根扰乱。

- 辣、酸和咸的食物具有热和锐的品质，因此能有力对治培根扰乱，但同时具有增加胆汁体液的副作用。

八种品质

品质	治疗的体液	缺点：增加的体液
重	风大	无
油腻	风大	胆汁
凉	胆汁	无
钝	胆汁	无
轻	培根	无
粗	培根	无
暖热	培根	胆汁
锐	培根	胆汁

食物的十七种治疗属性

十七种治疗属性是在我们平常的食物和饮料的菁华中所固有的。

1. 蝙蝠葛[①]和烤过的大麦的汤具有柔的性质，因此能治疗由粗的性质所引起的风大扰乱。

2. 糖浆和类似的食物具有重的性质，因此能治疗由轻的性质所引起的风大扰乱。

3. 羊肉等等具有暖热的性质，因此能治疗由寒性引起的风大扰乱。

4. 种子油、骨髓、脂肪等等，具有油腻的性质，因此能治疗由硬和微的性质所引起的风大扰乱。

5. 肉豆蔻、大蒜等等，具有稳的性质，因此能治疗由动的性质所引起的风大扰乱。

6. 烤大麦的汤、面粉、凉水等等，具有凉的性质，因此能治疗由腻的性质所引起的胆汁扰乱。

7. 蓝罂粟[②]和类似的植物具有钝的性质，因此能治疗由锐性

---

① 藏语 *sle tres*。

② 藏语 *ut pa la*。

生
命

121

所引起的胆汁扰乱。

8. 龙胆、樟脑[①]等等，具有凉的性质，因此能治疗由热性引起的胆汁扰乱。

9. 新鲜黄油、酸奶、脱脂乳等等，具有柔的性质，因此能治疗由轻的性质所引起的胆汁扰乱。

10. 通便剂等等具有液体的性质，因而能治疗由臭的性质引起的胆汁扰乱。

11. 抗泻剂等等具有干燥的性质，因此能治疗由泻剂和湿性引起的培根扰乱。

12. 豌豆、小扁豆等等具有微的性质，因此能治疗由腻的性质引起的培根紊乱。

13. 黑椒、辣椒[②]等等具有热的性质，因此能治疗由凉性所引起的培根扰乱。

14. 四川辣椒、开水等等具有轻的性质，因此能治疗由重的性质引起的培根扰乱。

15. 优质的发酵酒类等等具有锐的性质，因此能治疗由钝性引起的培根扰乱。

16. 胡桃、鱼和猪肉等等具有粗的性质，因此能治疗由柔性

---

① 龙胆的藏语是 *tig ta*；樟脑的藏语是 *ga bur*。
② 黑椒的藏语是 *na le sham*；辣椒的藏语是 *tsi tra ka*。

和黏性引起的培根扰乱。

17. 催吐剂等等具有动的性质，因此能治疗由稳的性质引起的培根扰乱。

食物和药物成分的十七种属性

特性	扰乱	所对治的性质	例子
柔	风大	粗	蝙蝠葛
重	风大	轻	糖浆
热	风大	寒	种子油
腻	风大	硬和微	羊肉
稳	风大	动	肉豆蔻和大蒜
寒	胆汁	腻	烤大麦粉汤
钝	胆汁	锐	蓝罂粟
凉	胆汁	热	龙胆和樟脑
柔	胆汁	轻	酸奶和脱脂乳
液	胆汁	臭	通便剂
干	胆汁	通便和湿	抗泻剂
微	培根	腻	豌豆
热	培根	凉	辣椒
轻	培根	重	四川辣椒
锐	培根	钝	优质酒
粗	培根	柔和黏	胡桃、鱼和猪肉
动	培根	稳	催吐剂

正念觉知的持续

在生命的每个时刻都具有持续不断的正念和觉知，是我们迄今已经讨论过的与（身、语、意）三门行为以及引发体液和器官组织出现相关的不足、太过和相冲的失衡的所有因素有关的最为重要和必不可少的要求。

通常，藏语词汇 trenpa 仅指重新忆起某些没有被遗忘的东西，当某些情形使心里想起它的时候就会重新忆起。同样地，藏语词汇 shezhin 仅仅是指对我们已经知道的某个事物的觉知。这些方面当然是"正念"和"觉知"的一部分，但它们并没有代表在此处所说的"正念觉知的持续"这个用语的全部含义。

"正念"的真正含义并不仅仅是对作为心的对境的重要事情的记忆，而是在任何环境情况下都不会让我们忘记事情重要性的一种活生生的心的现前觉知。例如，对我们活在时间当中具有生动和持续的现前觉知，对此从不忘记，能够带来许多利益，比如可以很容易适应变化。由于我们所生活的世界的各个方面都是受到时间的限制，整个世界和居住在其中的有情众生自然而然会通过我们的感知发现其无常的性质。因此，我们就能够避免毫无意义地浪费我们的短暂生命。

类似的，真正的觉知不仅限于在心里记住某些重要的事情，更是指清楚明白什么是好和什么是坏的觉知，并总是生动而清晰地呈现在心中，高于或者超越了临时因素或心的分别判断。这种觉知能够产生出一种在任何负面状况中立刻认知到应当接受什么和避免什么的自然能力，不需要进入对这个情况的心理判断。

任何通过心理判断进行思考的计划都是基于与该时刻相连的特定环境的各种因素。由于环境的改变，这些计划难以总是跟每日的发展变化相一致，这种情况在时间的进程中迫使我们不断地修改我们的计划。在直接经验的基础上，我们都能够清楚地明白到事情就是这样的。一种不必依赖于心的分别判断的稳定持续的正念和觉知能够给我们带来许多利益：我们的计划不会被环境所阻碍，我们总是能够容易地修正我们的计划，并且不太难以获得在各种情况下的所需。

"正念和觉知的持续"这个用语是指一种恒常了知的状态，而其中的正念和觉知在无论男女老少的每个人的心中都是不可分离的。不必多说，任何已经进入了佛教修道尤其是大圆满教法的人，并且已经付诸实践者，就必须拥有真正和持续不断的正念和觉知。无论如何，即便不是修持大圆满，真正的正念和觉知对于每一个人的生活而言也是非常重要的要求。事实上，在经历了生、老、病、死这些我们生命中自然方面的痛苦之外，我们一直不断地背离觉知，并且被贪、嗔、痴的主因所驱使，仅仅让自己投入到我执的行为当中。这样，通过临时的助缘，让自己和他人都不悦的糟糕情形就发生了，并且被迫经受痛苦，对任何事情都于事无补。

在这些时候，大多数人都远离了在他们身、语、意的行为当中保持持续的正念和觉知。我们习惯于认为一个人就只是血和肉的蕴合体，而环境只是出现在我们个人感官中的对境，因此我们会运用大部分能量来满足自己的各种物质需求，认为这样就足够了。这种情形是大家所见到的。相反，人类应当被看作是"三门"的全体，不可能只是考虑身体这一门；否则，我们跟一个由现代技术制造的仿制人类的"机器人"之间就没有区别了。

人身以基于元素能量的体液和器官组织的蕴合作为开始，但还没有通过体液和器官组织形成的语"门"，则是直接以元素的能量为基础而存在的。当身体的元素被暂时的因缘所扰乱的时候，我们的状况就变得不健康，我们就直接经受了病苦，等等。仅仅依赖于身体的疾病或者其他一些问题是一种可以通过我们的六根直接感知的状况，这样就容易理解怎样能够解决问题，并且容易立刻找到解决问题的方法。

然而，如果我们有一个跟语门相关的问题，也就是跟元素的能量状况有关，或者尤其是跟意门也有关，则这个问题的性质极其隐秘，乃至难以明白如何面对这个问题，甚至更加难以找到适合的方法来解决它。

通过检查身、语、意三门，我们明白到身体是体液和器官组织的蕴合，也是依赖于它的语和意其他两门的物质支持；身、语、意三门以一种相互依存的关系而存在。通常，在人生当中会产生跟身门相连的问题，而跟语门和意门相关的问题也会显现。由于身体是其他诸门的基础，导致了我们一开始必须首先设法通过身门来解决问题。必须清楚地知道，会出现各种并非完全是物质身体方面的问题，而除了身体方面以外，语方面的问题反过来又会跟意门相关联。如果我们缺乏了对这个事实的扎实理解，将难以成功地把我们从这些问题中解脱出来，而正是对这种领悟的缺乏常常会导致一个微不足道的问题变得严重起来。因此，我们需要深入领悟语门和意门的性质，这样我们就可以获得一个能够为其安乐创造必要条件的稳固和持续的觉知。拥有这样的觉知，对于我们每一个人都是极其重要和必要的。例如，在经受心理痛苦的人需要知道这种状况的主要来源是风大体液的一种扰乱。要消除这种扰乱，首先需要依靠跟语门有关的控制呼吸的技术 ①，然后求助于恰当的饮食、行为、药物和外部疗法。这就是解决风

①　梵语为 *pranayama*，气修法（藏语为 *rlung sbyor*）。

大扰乱的方法。要确保呼吸控制是有效的，我们应当做跟身门相关的身体姿势的训练和练习幻轮瑜伽。这样就必须明白到呼吸控制的效果不仅依赖于语门，而且也是跟身门相关。运用各种控制呼吸的方法能够让我们暂时解决由这类失衡扰乱所引起的问题。然而，如果我们没有定时地运用这些方法，我们也许可以解决问题一两次，但是我们无法保证它不会再次发生。我们生活在一个总是受到时间和环境限制的状况当中，除此之外，我们被二元分别的脚镣所束缚着，以至于我们的生命完全受到了局限。因此，或轻或重的不利状况总是一直在发生，而其中与元素能量的扰乱相连的问题则持续不断地产生。

如果我们真的想要让自己从这些问题里解脱出来，我们必须最终明白到意门总是被二元分别支配着。这种二元状态是强烈的自私的结果，显现为一方面专注和贪执于自身，另一方面则是对他人的憎恨和攻击。同时，意门完全忽视了它自身状况的真实本性，因此从来没有安住于那个状态。由于心意被二元分别独自支配，我们所经历到的是大多为之感到遗憾的跟我们三门有关的无数问题和无尽的疾病。这样我们就必须彻底地明白这种状况，并且在这种领悟的基础之上，确保我们在每时每刻都总是由觉知来指引。

消除自私的需要

　　每一个人都想要一直快乐和免除痛苦。每一天我们很大部分的能量都被用作达成这个目标。然而我们对什么是快乐和痛苦的主因和助缘并没有一个正确的理解。因而，除了不知道我们所能欲求的快乐的各种不同形式之外，我们总是制造出我们根本不想要的痛苦和其他不幸。正如我们希求快乐，其他人也希求；正如我们寻求在苦难中得到保护，其他人也会寻求庇护。由此看来，我们都是一样的，但是我们由于自己的我执而被贪执所强力支配着，以至于我们甚至难以认识到自己是自私的。当我们感到不高兴或者有问题的时候，我们总是想要把责任推给别人。甚至当我们已经做错了的时候，我们还是会用尽所有办法、通过各种借口，直接或间接地指责那些得罪我们的人，并且做所有让我们的自私增长更甚的事情，以此来证明自己的清白。这种态度诚然是我们所有冲突的唯一源头，包括个人的、团体的、种族的、宗教的和国家之间的。有一句老话说：

　　看别人可以用眼睛看，而看自己需要用镜子看。

　　因此，在指责他人之前我们必须稍微观察一下自己的态度。这样一来，我们为之迷乱的自私将会开始失去它的掌控，我们就

生命

129

能够尊重其他人的空间立场，并且更加容易跟我们周围的人联系起来。我们也会清楚地明白到，由于大量无用的偏见和对我们认为十分重要的事情的或大或小的焦虑积累所导致的紧张压力，是由我们自身所引起的。这样一来，紧张压力就会消失，融入它的本来状态里。消除自己的自私具有更进一步的利益，能够形成一个生出我们内在的真实菩提心①，也就是为他人的利益而行持的真实愿心的圆满环境。

放下自身担忧的需要

我们渴望所有这个世界的美丽事物并执着于它们；同时，当丑陋的事物激怒我们的时候就会予以拒绝。这种二元分别让我们的内在产生出各种希望、恐惧和担忧，尽管它们对我们的生活有着很大的影响，但却全然无用。我们就是这样在这种给我们带来无尽不悦和无穷的身、语、意的痛苦状态中度过我们的生命。当这些困难出现的时候，我们就直接跟它们做斗争，丝毫没有去考虑产生它们的主因和助缘。不必说，这种行为方式无助于解决问

---

① 菩提心（藏语 byang chub sems）是大乘佛教的支柱之一。它是指为了一切有情众生的利益而让自己证悟的愿望。

题；反而会更进一步增长它们，就如火上浇油。

任何具体显现出来的问题都是已经确切存在的被二元状态所局限的主因和助缘的结果，这样，无论我们对这个具体结果做出何种猛厉的斗争，也从来无助于让我们从这个问题中解脱出来。因此，总是保持觉知并坚信作为一切问题之根基的主因和助缘存在于植根在我们心中的二元分别，我们应当自己去运用适当的方法来消除这个问题。

只要我们的生命仍然依赖于这个血肉之躯，没有人能够避免病苦、五大元素的扰乱以及在心里生起的诸如渴求和嗔怒的烦恼情绪。然而，如果我们保持对这些问题的真实本性的一种恒常的正念和觉知，而不是被烦恼所支配，我们将能毫无困难地让自己从中解脱出来，并且毫不费力地使自己从源自它们的极度不安中得以解脱。

这一点恰如在梦中所发生的那样，比如当我们在梦中经历了不悦和痛苦，或者被巨大的恐惧所折磨。我们在当时的身、语、意所经受的觉受跟我们在日间所经受的是一样的。然而，如果梦境被觉知和正念所统摄，一旦我们认知到自己在做梦，恐惧的感觉就会自行融入其本性之中，即使梦境并没有停止。我们不应该想着："生活跟梦的状态有什么共同点呢？梦是由入睡时产生的幻相组成的，而在我们人类生活中的境相则是真实具体的；因此

生
命

131

这二者根本不是一回事。"实际上，我们的生命状况跟睡觉时所做的梦的本质仅仅是在持续时间上有所不同，并没有根本上的区别。由于这个确切的原因，在修道上的修行者因而能够认知梦的性质，并且也能够领悟到在生命中所显现的本质非真的状态，就有了在夜间进行各种梦修法的训练体系。

梦的性质

所有可能的痛苦形式，诸如我们在生命期间所遭受的、跟血肉构成的物质身体相连的疾病，都是在这同一个由粗大元素所形成的身体内经受的。在梦中的状态里，眼睛和物质身体的其他五根感官，跟五识一起从内在撤离了，不再经验它们的对境或者履行各自的功能，这个状态就叫作"入睡"。在短暂的间歇之后，当物质身体继续睡觉，心识从睡眠中醒觉过来，并依赖于眼识和其他诸根识，这就叫作"意生身"。在短暂的特定环境的基础上，各种变迁的发生产生了快乐和痛苦，这就叫作"梦"。在直到我们醒来之前或者直到我们意识到自己在做梦之前，所有经受的快乐或者痛苦的感觉都恰如我们在白天所经受的那样显现出来。

外部的环境世界——作为所有人类众生以及其他住在其中的

众生所共有的境相而存在——看起来似乎是确凿无疑地真实和具体。然而，当我们最终死去，并且当我们眼前的现实消失的时候，就会清楚地知道这个人类的境相正如同我们已经醒觉过来的梦境一般，无非是转瞬即逝的心理影像而已，无法如同真实具体的事物那样去抓住。

如果在生命的每一个状况里，我们认真地训练自己的心，把自己置于对此原则的领悟基础之上，我们将最终能够解除自己的强烈执着以及源自其中的无尽的恐惧、担忧和偏见。这样，我们就能够满意和满足地活在回归本来的状况当中，并能够以放松的方式来生活。

我们对命运满足的需要

另一个在我们日常生活当中必须坚决以正念和觉知来统摄的方面，就是"对我们所拥有的感到满足"。对我们大多数人而言，要拥有知足的美德是困难的。例如，即使我们拥有能够让我们满足自己的需要的生活标准，诸如居住的房子、衣服、食物和其他主要的生活所需，如果没有比我们的朋友或者其他人更好，我们就不会感到满足，并且希望拥有同样的生活标准。或者我们没有

生
命

133

工作，难以支持自己。由于我们自己没有能力找到满足，就会拒绝一个稍差的工作机会，即使它的薪水也足以解决自己衣食无靠的状况，继续生活在困境当中，并希望找到一份适合自身资质的工作。

其他不满足的方面是：嫉妒比自己更优越的并因此而不满；对比自己低劣的感到傲慢因而不满；跟同等的人竞争而感到不满；不接受我们自己所处的具体状况，认为不足够或者不满意。实际上，在对我们的实际状况的准确理解和接受的基础上，我们必须正确地训练持续的正念和觉知，并且根据我们的生活环境和需要来逐步改善能够改进的品质。如果我们从来都不与这种持续的正念和觉知相分离，确保我们生命中的任何状况都不会与之分离，我们就能够解决所有发生的问题，无论有多么重要，或者它会自行解决。

这样，我们就能够清楚理解身体代表了对语和意的必不可少的支持。同样的，语门和意门是个体所有事业和行为的基础。特别是，我们必须领悟意门的真实本性。这种领悟，一旦获得了，就应该通过持续的正念和觉知来保持。这个原则对于获得健康生活的暂时利益极其重要，而它当然也是跟每个人在他／她心中所怀有的要获得最终安乐的愿望有关。

心的基本性质

过去的伟大圣贤们把意门的状态从它的真实本性或者真实状态中区分开来，称之为第一"心"（藏语 *sems*）和第二"心之本体"（藏语 *sems nyid*）。心和它的本体有什么样的重要区别呢？心总是存在于时间当中，而心的本体则是完全超越了时间。心具有散漫思维的性质，而心的本体则是完全超越了心的分别判断。心是依赖于三门的，它们是相对的作用能力，而心的本体并不依赖于任何相对的作用。这就是区分心及其本体的一些重要区别。

圣贤的大师们，阿底佐巴饮波教法的持有者们，将心的本休的基本性质用"本自圆满的本初潜能"来表达定义。这表明了在每一个有情众生的状态里，存在着一种没有穷尽的本初潜能，一种其本身就圆满的能量。然而在人类之中，还没说到其他种类的（更低等的）众生，那些领悟到这种本自圆满的、如其所是的基本状态的潜能本性者，如同白天的星星一般稀有。除非对于"本自圆满的本初潜能"也就是我们的基本状态的甚深了悟在心中升起，只是事实上拥有这个潜能是没有用处的。

下面的比喻说明了这个观点。从前有一个乞丐住在一个地方，他白天通常会去村里乞讨，而到了晚上，由于他没有房子，会睡

生
命

135

在一座山脚下的洞穴里,用一块椭圆形的石头做枕头。在悲惨地度过了很多年之后,乞丐变老了,被痛苦所逼迫而完全无助,最终受到了致命的疾病打击而死在了洞穴里。这座山的对面是一位闭关禅修的圣者的隐居之处。他每天早上都看见那位乞丐离开洞穴去村庄里,每天晚上又看着他返回洞穴,但有一天他不再看到他(乞丐)了。圣人想要知道这个乞丐是不是已经死了,于是通过他的明性很快就见到了一个境相,看到那个乞丐被致命的疾病所击倒,已经悲惨地死去了。他还看到那块被乞丐一辈子都用来做枕头的椭圆形石头里全都是钻石。尽管乞丐一直都把头枕在这块石头上面,但是他对此毫不知情,他已经在悲惨中度过了乞讨的一生。他这个用作枕头却塞满了钻石的石头对他并没有用处。

本自圆满的本初潜能

包含了阿底佐巴钦波教法的精髓的古老文本,清楚解释了每一个有情众生所具足的本初状态的本自圆满的潜能的本质。我们每一个人的本初状态的状况是以镜子的空性本体、清明自性和没有间断的潜能来做比照的。

在镜子当中所显现的各种形象仅仅是反射的影像,并没有具体地出现在里面。这就是指"空性本体"。尽管在镜子里没有任何实体存在,但通过反射助缘的缘起作用,也就是在镜子前面的物体,以及镜子自身的明性,被反射出来的跟物体的形象一模一样的影像就会刹那间显现。这就是指"清明的自性"。

一旦反射的各种助缘出现在镜子前面,无须镜子做任何准备,每一个影像就会显现出来,由于镜子具有显现影像的无尽能力,每一个影像能够并且确实会无碍地显现。这就是指"没有间断的潜能"。

表明了我们本自圆满的潜能的镜子的比喻的真正意义是,尽管一切现象都显现得如同真实存在,在它们的真实状态而言,它们都是本来清静(也就是空性)的,并没有任何实体,就如同镜子里的反射一般。这种品质就是指"空性本体"。

尽管没有任何具体的存在,如同任何跟镜子互为缘起的物体在镜中的反射能够无碍显现,同样的,在作为助缘的全体缘起现象的基础之上,一切幻相的显现,超越了想象的限制,具有本初本自圆满的品质,并且自发地和毫无努力造作地显现。这种品质就叫作"清明的自性"。

在镜子当中的各种不同反射的显现不需要做任何准备,并且物体的形象立刻如其所是地显现出来,因此这种清晰的自性并不依赖于任何特定的机会或者时间因素。这种明性具有持续地显现出缘起现象的精确形象的能力，并且无论显现何种形象，都无法被任何次要因缘所中断。这种品质就叫作"没有间断的潜能"。

这三种本初的品质——空性本体、清晰的明性和没有间断的潜能——通常被定义为"三本初智慧"。这些智慧可以跟镜子的自然能力做类比，尽管它反射的方式能够被区分为三个方面——清静的、清晰的和明净的——实际上它并不能被分成三个不同的体性。

但是本自圆满的潜能的能量显现是如何从这三本初智慧里生起的呢？我们的身体由体液和器官组织组成，一开始是在拥有阳性能量和带着"阿"的自然声音振动的母亲的红色要素，以及拥有阴性能量并带着"杭"的自然声音振动的父亲的白色要素的基础上形成的。这两种要素相遇并在五光也就是五大元素的清静本质的作用的基础上逐步发展、成形并且成熟为一个由血肉组成的物质身体，代表着这种光的光线方面。这样，本初之基的潜能的本质就能够由叫作"声""光"和"光线"的三本初潜能来完全代表。

通常，我们会把声音理解为可以听到的由物质声源发出的声音，也就是说，我们会认为是一种感知的对象，可以是愉悦的、不悦的或者中性的。然而，实际上有三种类型的声音：外部的、内部的和秘密的。

我们用耳朵听到的声音是"外部的"声音。"内部的"声音是无法用耳朵感知到，而必须通过元素的振动来发现。"秘密的"声音无法通过元素的振动来感知，而只有在我们一旦认知了阿底状态或者明觉，当它显现为法性[①]所内在固有的本初能量的时候（才能发现"秘密的"声音）。

当声音生起变成了光的时候，清明自性的方面就会如同一个客尘境相一般生起。于是，通过"若巴"和"扎"[②]能量的显现作用，生起了五大元素的本质五色光，变成了光线，基于助缘出现的缘起作用，就显现出净相和不净相。这些显相的基础被称为"三本初潜能"。

我们如何认知自身无有局限、本自圆满的本初潜能的本性呢？这就只能取决于我们是否能够赤裸地或者直接地进入明觉状态，避免让这种对实相的知见仅仅作为心智的一个对境。

明　觉

那些学习了大量的显宗和密乘经典（它们是不同形式的圣

---

① 藏语为 *chos nyid*。
② "若巴"（*rol pa*）和"扎"（*rtsal*）是我们本初状态的潜能（*thugs rje*）显现的三种方式中的两种，第三种叫作"当"（*gdangs*）。

教）的人，并全身心地投入到修行当中，通过与各自体系有关的各种方法确定无疑地得见了一切现象的本性。

然而，那些对大圆满教法感兴趣并遵循其原则的人们，首先必须认真地区分心和"心的本性"或者明觉。这种区分是有必要的，首先是要避免让修行者在修道上的时候犯了把诸如空性或明性的经验错认为真实本性的错误和过失。所有跟三门有关的经验以及所有乐受和苦受都是跟心意相关的，也是在时间之中；因此，那些被心意所支配的人不仅会有愉悦和痛苦的感受，而且当它们出现的时候，就会像普通凡夫那样去体验它们。而安住在心的本性的真实状态里的修行者，即使乐受和苦受以同样的方式显现在他们的感觉当中，只要他们尽量不受到心的局限，就不会被迫追随它们。

被心意所支配的人会恰如其是地经验愉悦和痛苦的感觉，因而会落入普通凡夫的见地。在心智上理解了我们的业相并不真实的人，但仍然没有学会区分心和心的本性，就如同只是看见镜中显现的或美或丑的形象。他知道自己眼睛所看见的形象不是真实的，仅仅是反射而已，但仍然相信跟镜子相互作用（也就是在镜子前面）的物体真实存在。他的心智理解根本没有改变他感受乐受和苦受的方式。

正确地把心跟心的本性区分开来的人，以及安住在这个本性当中的人，可以比喻为把镜子感知为自身的人，而不是（把镜子）感知为身外之物。无论在镜子中出现什么样的相（或者反射），都不会给镜子本身带来利益或者伤害。同样的，那些安住在心的本性里的人，尽管他们看到了由转瞬即逝的助缘所显现的各种境相，也没有被心意所支配。因此，即使那些（作为他们明性的自性能量的）境相无有间断地持续生起，他们也没有落入与心的境相相连的乐受和苦受的动荡之中。无论显现出什么，由于它只是一种本自圆满的品质，自然在心的本性状态当中自解脱。

因此，现在当我们享有良好健康的时候，我们应当追随一位拥有真实的大圆满经验的上师，并在他的指导基础上区分心和心的本性，我们就能够在自身的状态里直接发现这个本性。

有的人想："即使不求助于上师，我们也依然能够通过阅读很多已有的指导手册并基于自己的理性分析能力来区分心和心的本性，并在自身的状态中直接发现后者。"做这样的思维并拒绝追随上师，他们强化了自己的骄傲自大和自私。这些人必须清楚明白他们骄傲自大的本质，变得不再自以为是和以自我为中心，并追随一位真正的上师，这是一个极其重要的要点。事实上，过去的觉悟禀赋的觉醒，甚至不是依靠阅读指导手册或者使用心智分析的能力，只会是对少数那些具有较强的过往业力因缘以及那些因而已经醒悟的人才有可能。

心的本性超越了任何心意判断的对象。因此，大多数的人无论他们的智力如何高超，仅仅通过阅读有关大圆满要义的书或者依靠基于逻辑的分析，也是绝对无法领悟明觉或者心的本性的真实状态的。

本来究竟圆满或阿底佐巴钦波的原则

很多人执着于他们的特定宗教传统或者他们自己在理论上的理解，所以当他们寻求学习"阿底佐巴钦波"或者大圆满的法义的时候，他们会有一种强烈的怀疑，觉得这个教法或许跟他们自身的情况并不相应，或者它会把这种情况改变过来，使他们转变成大圆满系统的"信徒"。然而，大圆满的法义必须以正当的动机来如法地学习，也就是这个教法是一种殊胜的方法，能够帮助我们获得本来已经具足于每一个人的、本自圆满的无尽本初潜能的经验和证悟的确切途径。这个也能够帮助我们觉知到我们对自己如其所是的真实状态是完全无明的，以及我们完全被希望和恐惧的二元分别、被我们的信仰、偏见等等所奴役，因而能够让我们把自己从二元状态的牢笼中解放出来。这完全不是要在已经存在并深深植根于我们之中的二元状态里再加上一个新的大圆满体系的牢笼，也绝对没有任何理由要隐藏这样的嫌疑。

"阿底佐巴钦波"并不是一个基于局限和宗派主义的宗教传统，也不是通过理性分析来构筑的哲学系统。以往执着其传统的宗派主义者，曾经把大圆满的见地保留作为他们自身传统的精髓。而且，一些坚持通过心智分析来建立理论的哲学家，也声称大圆满的见地就是他们自己的哲学（见解）的精髓。但是通过正确有效的直接觉察，我们就能够明白他们的哲学要义跟大圆满见地是根本不同的。

"佐钦（大圆满）"根本不是基于宗教经典或者哲学典籍的一种哲学传统或者宗教派系的名称，也不是任何宗教或者哲学的庙堂或者法库。必须明白大圆满无非就是本自圆满的无尽潜能，也就是每一个有情众生所具足的真实状态。

古代的阿底佐巴钦波上师中最重要的就是噶饶多杰 [1]，他根据直接的个人经验，向跟我们一样幸运的众生传授了教法，他们由此证悟了无始以来即本自圆满的无尽潜能，也就是实相。这个基于他们自身经验来证悟每一个个体的无尽潜能的方法的无上法门，就是被称为"阿底佐巴钦波"或者"佐钦"（大圆满）的教法。

---

① 噶饶多杰（极喜金刚）是在我们这个世界上的大圆满教法的第一位上师，教法之源头。他出生在邬金国，时间是公元前二世纪，即大约在释迦牟尼佛涅槃后的三百六十年。

生命

要学习大圆满的见地，我们不需要去接受、拒绝，甚至不需要改变任何事情。不同于我们所熟知的宗教或者思想体系，大圆满教法的真正原则包括了从来不被我们心意的二元概念所局限，以及坚持实践能够让我们认知心的本性的真实状态的方法。因此，如果我们了解了大圆满的原则，关于这个教法也许跟我们的情况不相应或者我们可能要改变自身状况或变成大圆满"信徒"的疑虑是不成立的。

其他人也许会认为："我明白追随一位真正上师的教法来证悟我本初状态的本性的重要性，但其他人有可能把我看作一个基于信仰的宗教或者思想体系的追随者。"很多人会有这种疑虑。我们作为大圆满教法的弟子已经明白到无法在心意所建立的信仰基础上接受这个教法，因为这样的信仰总是能够被改变。因此，以此作为基础是不可能领悟大圆满教法的真实含义的。

大圆满教法的真正意义必须通过直接经验来领悟，无论是谁希望领会这个教法的原则，必须先打破所有其他的二元牢笼并解放自己。而且，当我们以阿底钦波（大圆满）教法来修持并且发现了自身的真实状态的时候，我们不应当让自己被大圆满教法所束缚。如果环境有需要，遵循一个基于大众信仰的宗教或者系统并没有什么错误。另一方面，当我们了解了什么是精髓要点，而坚持让自己局限在任何种类的牢笼里，不仅跟我们的真实状态有冲突，也会变成许多问题和困难的因缘。

通过实践大圆满教法，我们获得了一种很深的信心，一种对教法和上师的巨大信心和尊重。这种功德只有通过直接经验才会在我们的内在自发地产生，并非是由于心的故意造作或制造而产生出来的。通过我们自身的个人经验，我们能明白到这些品质从来不会变成把我们束缚到任何局限或者偏见上的枷锁；直接经验的性质无法被任何方式所改变。这样我们就能够清楚认识到，所有的这些原则是跟我们每一个人的真实状态不可分割的。

死

亡

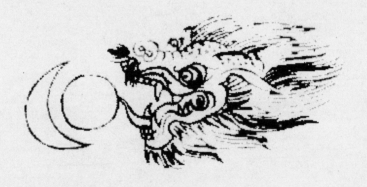

死亡的性质

人类生命的结束具有三个方面的必然性：我们终有一天会死去的必然性，死亡来临的时刻无法预知的必然性，导致死亡的助缘不可知的必然性。

死亡的必然性

我们人类出生到这个世界上，长大成人并最终到达了生命的尽头而死亡。这是一种对一切万法都不可避免的事实。在出生的那个时刻起，死亡就已经被确定了。例如，当我们收到一束迷人的美丽芳香的鲜花的时候，我们会感到很高兴，但是同时我们也知道过几天之后，鲜花就会凋谢并且被扔掉。

死
亡

同样的，出生之后会有死亡，相聚之后就要分离，积聚之后就会消散，等等。简而言之，出生并活在二元轮回当中的人没有谁能够超越这个属性。因此，说每一个人最终会死是多余的。例如，我们有一天到一个不错的酒店住得很舒服，但是过了些日子我们就必须离开前往其他地方。类似的，我们现在执着于我们所珍爱的这个身体，但是终有一天我们的神识会离开我们的身体，去到别的地方。这是绝对确定的。除了诸如莲花生大士 [①] 和无垢友尊者 [②] 在活着的时候就把物质身体转化为光明的本质而证悟了"大迁转虹身" [③] 的这样的伟大上师之外，无论是谁以物质身体在这个世界上出生和生活都会死去。即便是像释迦牟尼佛这样的伟大圣者也清楚地示现了涅槃 [④] 的道路，并且所有曾经出现在这个世界上的著名的证悟上师也示现了死亡。同样的，有权势的国王和所有那些拥有权力和财富、遍满世界各地的领土、军队等等的

[①]　莲花生大士，是藏族人所共知的"如意宝上师"（古汝仁波切），是在藏王赤松德赞的朝代（公元 742–797 年）期间把佛法引入西藏并开始弘扬起来的主要倡导者。莲花生大士是西藏第一个佛教教派宁玛派或者旧派的灵魂人物和创立者。

[②]　无垢友尊者（公元 8 世纪）是师利星哈尊者的弟子。他在把很多教法传入西藏方面尤为闻名，后来被编撰为"贝玛宁提"（*Bi ma snying thig*），属于大圆满三部教法之一，也就是窍诀部（*Man ngag sde*）。

[③]　"大迁转虹身"（*'ja' lus 'pho ba chen po*）是指把物质身体转化为无死光明身的一种证悟，能够在有需要的时候显现。

[④]　即圆满寂静（梵语 *nirvana*，藏语 *myang ngan las 'das pa*），对于佛陀而言，这里是故意示现死亡的一般意义，但只是表示物质身体形态的暂时消解。

人，也总有一天会死去并对此无能为力。这就是为什么证悟的上师们曾经说过："事实上没有人能够在这个世界上不死。"我们必须毫不含糊地觉知到这个跟我们实际状况完全相应的事实。这是极其重要的。

死亡时刻的不确定性

尽管我们在生命尽头的死亡是确定的，但却无法知道它什么时候会发生。大多数人认为当年老不堪和生命力消散、机体难以维持生命，如同油尽灯枯的时候，死亡就会来临。因此到了某个时候呼吸就会停止，很多人相信死亡只有在这个时候才会到来。讲说在老年时的死亡不可避免是存在性质的一部分是多余的；然而，由于我们的生活全部都跟外部环境有关，无法保证只有在我们老去的时候死亡才会发生。除了老人之外，很多人仍然在他们的母胎里的时候就死去了，许多年轻人由于疾病或者意外而死亡，还有很多人在成年的时候由于不幸的生活环境而死亡。例如，在一个秋天，当我还是孩童的时候，我的一些家里人请了大约十个本地的年轻人去山上割草，我就跟着他们前去了。到了晚上，这些年轻人把他们从山坡上割到的草

死
亡

堆放在一起，准备了一个睡觉的地方。那天晚上，这些年轻人在吃完饭后就喝啤酒，一直待到深夜都在唱歌跳舞和娱乐。最后我们全都愉快地在干草上睡着了。第二天早上，一个年轻女孩继续安静地睡在草堆上，没有动静。过了一会儿，其他人去叫醒她吃早餐和开始工作，但是她没有醒过来。他们靠近看时，发现这个女孩是冰凉的，已经死了。这个女孩就这样突然地死去了，之前没有生病或者其他问题。我自己就是这个事件发生的目击者。年轻人也许会相信，"我还年轻，离死亡还很远"，然而，我们必须训练自己对于死亡时刻的不可预知保持持续的觉知。

死亡的助缘的不确定性

我们人类希望自己的生命能够度过生苦、老苦、病苦，我们相信死亡的降临是由于某个助缘，例如疾病。其实，导致死亡的因缘是不可预见的：在现实当中，我们的生命非常像一根在空旷无遮的地方点燃的蜡烛。在室外，风会意想不到地从任何方向刮过来，从上或下，而当刮风的时候并不能够保证蜡烛在某个时候不会被吹灭。同样的，我们的生命被无数与时间因素和地点因素有关的助缘包围着，会导致我们突然死去。因此，如果我们没有觉知到自身所处的环境并依此行事，随着一个又一个小时、一天又一天、一个星期又一个星期、一月又一月、一年又一年的时间流逝，继续活下去就会变得非常困难。[①] 有无数的因缘会导致死亡。很多人是由于在工作谋生时的意外而死去；其他人则是受到贪执和嗔恨的奴役驱使，在战争中或者其他冲突中死去；还有别的是因为迷执所致的错误行为而死。有的人是被痛苦压迫而死，还有的人则是对自己所生活的环境条件绝望而自杀。要明白的最为重要的要点是，我们会死亡并非仅仅由于年老或者严重的疾病：在生命的过程当中，我们会遭遇到许多能够导致我们死亡的助缘。我们必须确保对于这个事实的恒常正念与觉知总是一直存在于我们自身之中。

害怕死亡是没有用的

对死亡的恐怖或者恐惧是我们还没有觉知到人类状况的本质

---

① 　生活变得越来越困难是因为缺乏觉知会让我们遭遇到更多的障碍、疾病和早亡的危险。

的一个清楚信号。一些人甚至不愿意听到提及死亡。即使听到或者亲眼见到其他人死去，尤其是他们的朋友或者亲人们一个接一个地死去，他们固执地认为死亡从来不会降临到自己头上。于是他们在自己会在某一天成功避开死亡的希望当中尽可能长地自我欺骗地活着。实际上，没有人知道避免死亡的方法。因此，这些人当被致命疾病或者严重意外突然袭击的时候，才发现自己被令人痛苦的恐惧压倒了。

从刚出生的那一刻起，死亡就是我们自然状况的一部分，没有必要感到害怕或者恐惧。如其所是地接受我们的状况，我们需要了解死亡那一刻的本质是什么，以及此时什么才能够真正帮助我们。我们仅限于知道这点是不够的；我们现在已经具备了所有的有利条件，就必须努力让这种知识经验变得具体。

死亡的时刻

死亡、在死亡和重生之间的过渡状态，以及重新投生本身——这三个阶段类似于入睡、做梦和醒来的三种状态。当我们在晚上入睡的时候，首先所有的感官——视觉、听觉、嗅觉、味觉、触觉和心识——都逐渐向内消退，而六根的客尘对境，诸如美或丑的形象、好听或难听的声音、好闻或难闻的气味、美味或难吃的味道、顺滑或粗糙的触觉，以及正面或负面的心意对象的感知都消失了。因此，眼、耳、鼻、舌、身、意六识也向内消退，我们就睡着了。

在我们入睡后的一段不确定的时间间隔之后，心识在身体躺睡的时候苏醒了过来，并且伴随着眼识和其他诸识，显现为经验着梦境状态的"意生身"。在这个时候，所有在各种短暂因缘的基础上显现出来的好、坏或者中性的梦都叫作"梦的状态"。所有这些我们在梦中所经验的好、坏或者中性的梦境就如真实存在一般显现在我们面前，因此意生身经验了如同现实中的所有快乐和痛苦觉受。但是当我们从睡眠中醒来，另一天的境相重新开始的时候，我们清楚地意识到所有在梦中的幻影都是不真实的，因此一旦我们醒来，在梦中所感觉到的快乐和痛苦的感受就自行消失了。然而，我们的眼识跟其他诸根识在一起，一旦再次跟我们的日常境相相连，就会在各自感官的支持下恢复持续的功能。于是又度过了另一天，同时我们没有间断地经验着跟我们具体状况相关的各种快乐和痛苦的觉受。

我们能够清楚理解这三个状态（入睡、做梦和醒着的生

死
亡

活）在每一个个体的真实状况里不仅跟死亡、中阴状态和重新投生的三个阶段较为相似，而且跟它们有着非常密切的联系。在这个要点的基础上，著名的《西藏度亡经》①讲解了四个中阴（过渡）状态：在生和死之间的中间状态（处生中阴），在死亡一刻的中间过渡状态（临死中阴），实相的中间过渡状态（实相中阴或法性中阴），以及受生的中间过渡状态（受生中阴）。②

在生与死之间的中间过渡状态（处生中阴）

在处生中阴的自然状态中解脱可以通过消除对这种知识经验所有疑惑的教法来达成③，如同一只燕子进入自己的巢中。

---

① 这是闻名于西方的《中阴闻教得度》的（另一个）名称。这个教文是 *Zhi khro dgongs pa rang grol*，即"静忿百尊实相自解脱"，是由噶玛林巴尊者（公元 14 世纪）发现的一系列教法。

② 四个中间过渡（中阴）状态：在出生和死亡之间的中间状态（*skye 'chi bar do*）；死亡时的中间过渡状态（*'chi kha'i bar do*）；实相的中间过渡状态（*chos nyid bar do*）；受生的中间过渡状态（*srid pa'I bar do*）。

③ 藏语为 *gros thag thams cad bcad pa thi bya tshangs du 'jug pa lta bu'i gdams ngag*。

这个时期开启了我们获得这个具有自由和功德①的宝贵人身的时刻，随后是出生和生命的过程，一直持续到临死中阴为止，就叫作"在出生和死亡之间的自然中间过渡状态"（处生中阴）。这个包括了童年、成年和老年的时期也提供了实现人生目标的唯一机会。

"实现人生目标"并非只是意味着生产我们日常所需的诸如食物、衣服、住所以及财富。满足这些暂时需要的能力跟其他众生所拥有的能力是一样的；实现这个幸运人生或者与之相关的心智能力所具有的功德品质是不够的。了解到由人生所赋予我们的殊胜可能性具有巨大的价值，在对人类的著名定义中表述为能够"说话和思考"，以及知道如何阅读、写字和用语言表达自己的众生，我们每一个人都应当努力在这辈子当中实现这个人生的目标。实现的途径可以从我们世界上从古到今例证了正面和负面状况的历史中表现出来，从诸如在久远年代直到今天就已经存在的宗教或者哲学的各种局限传统中或者从大圆满和其他超越了一切局限的教法的清楚解释中表现出来。因此我们必须通过聆听完美

---

① 自由和功德（*dal 'byor*）：指宝贵人身的八种免除和十种圆满。八种免除（*dal ba brgyad*）为不投生为地狱众生、饿鬼、畜生、长寿天人，不生于边地、持邪见之地、无佛法之地，无愚痴喑哑的过失。十种（圆满）功德（*'byor ba bcu*）为投生为人、生于佛法之地、诸根完整、没有颠倒邪见、对佛法有信心、业无颠倒、有佛出世、宣说佛法、佛法住世、能追随教法、有上师指引解脱道路。

上师的教导以及学习甚深的原始密续和重要教法^①来重新训练我们的心。

我们必须通过禅修的方法让自身直接经验这个最终意义（的状态），以此超越关于这个真实状态的任何疑惑。燕子进入自己的巢是自然充满自信的，没有丝毫犹豫；否则，在已经通过闻思解决了教法文字上和重要之处的疑问之后，我们必须修持教法的修法，以此来排除关于我们已经发现的真实状态的任何疑惑。

我们作为人类的条件状况跟住在我们世界里的其他众生是完全不同的。例如，大象是一种具有很大力气的动物，即使它们的力气远远大于人类，但它们仍是被人类所驯服和利用。为什么呢？因为尽管大象的身体力量更大，它的智力却比不上人类；即使人类的力气比起大象的小，但由人类智谋所制造的武器却能够把一个国家碎为尘埃。我们通过亲眼见到的就能够清楚理解这点了。

在出生和死亡的中间过渡状态里，我们拥有一切所需来实现的知识经验，但是如果我们不去发现它，而是忙于获取诸如食物和衣服的生活所需，以及从事被贪和嗔的二元概念所局限的活

---

① 在大圆满当中，密续（*rgyud*）这个词指含藏了跟基道果有关的教法典籍。由伟大的持明上师们从密续里抽取的甚深方法和指示的解释，被称为"关键教法"（*lung*，拢），而秘密指示（*mang ngag*，窍诀）则是瑜伽士以密续和关键教法为基础进行禅修的经验之果的精髓要点。

动，因此而在分心散乱中度过生命，我们就永远没有机会领悟我们的真实本性状态。而且，当我们必须面对临死中阴的经验的时候，我们将要不可避免地跟我们的宝贵身体分离，无依无靠地独自前行，被无边的恐惧所压倒。特别是，尽管在"实相中阴"期间我们本初状态的实相确实会以声、光和光线①清晰和赤裸地显现出来，事实上如果我们不曾具有这个状态的任何经验，我们也无法把这些显现认证为我们的本初能量，因为我们会感到恐惧。于是，我们会再一次失去意识，并被迫在"受生中阴"里无助地游荡。因此，当我们现在处于处生中阴期间，并具有心智、意志力和许多其他自然品质的时候，我们一定不要浪费这个极其宝贵的人生；相反，运用对三门每一个行为的觉知，我们就能够创造条件越来越多地改善自己。

简而言之，通过稳定和持续地觉知到一定不要浪费这个在出生和死亡之间的处生中阴，我们必须通过我们的心智分析变得善于分辨好坏善恶。在这一生的过程当中，我们不仅必须创造对我们未来极其重要的必要条件，也必须一天一天地改善我们的状况。更为重要的是，我们必须成功引导自己使得我们的心能够变得更加安乐。

---

① 藏语为 *sgra, 'od, zer*。

在死亡时的中间过渡状态（临死中阴）

在"临死中阴"期间的解脱可以通过使黯淡不清者清晰显现的教法来达成，如同一位可爱女子在镜中观看自己①。为了解释这点，阿底佐巴钦波的教文开示道：在自然的处生中阴里，具有正念觉知的修行者必须很好地领会由伟大上师们数百年来基于自身经验所传下的不共教法里的教导。这些指示让我们能够领悟在临死中阴以及实相中阴里，会升起各种经验和景象，在这些状态里的所有景象无非都是我们自己的显现。这就好比是"一位可爱女子"正在照镜子一样，生动逼真地看到自己脸上的模样。

在临死中阴的时候，当由于疾病或者突然发生的意外，身体的体液和器官组织被完全扰乱，元素的功能故障显然已经危及我们的生命，我们就知道需要检查外在、内在和秘密的死亡信号。这样我们就必须尽一切可能的方式去实施"自我救赎死亡"②的方法：外在可以积累福报资粮，内在可以通过缘起的方法，并秘

---

① 藏语为 *mi gsal ba gsal 'debs pa sgeg mo me long la lta ba lta bu'i dams ngag*。
② 字面意思是"欺骗死亡"（藏语 *'chi ba bslu ba*），一个表示各种性质的延寿修法的术语。

密地修持长寿法。① 当死亡临近，穿上最后的衣服、吃了最后的饭、喝了最后的水、嘱咐了最后的遗嘱，卧床等待临终时刻来临的时候，将会显现出如下的信号：

- 当我们的微脉和粗脉的状况显现出其清静的方面，眼睛就变得黯淡了。

- 当水大元素的状态显现出其清静的方面，唾液和黏液就干了。

- 当空大元素的状态显现出其清静的方面，呼吸变得吃力和急促。

- 当脾的状况显现出其清静的方面，舌头就不会再动了。

- 当肾的状况显现出其清静的方面，耳朵就会贴近头部。

- 当肝的状况显现出其清静的方面，嘴唇就不会闭合。

- 当骨的状况显现出其清静的方面，牙齿就会变黑。

- 当肺的状况显现出其清静的方面，鼻子就会下陷。

- 当肌肉的状况显现出其清静的方面，腭部就会松弛。

- 当身体毛发的状况显现出其清静的方面，眉毛就会竖起。

- 当命风 ② 或者生命力显现出其清静的方面，就会发出一声

---

① 在外在方面，通过积累福报（藏语 *phyi tshogs gsog pa*），比如做外在的物质供养；在内在方面，通过缘起（*nang rten 'brel*）的方法，在气脉瑜伽修法等等的力量基础上恢复和协调元素的能量；在秘密的方面，通过包括禅观和反复念诵诸如白度母或长寿佛的本尊密咒在内的长寿法，目的是去除障碍。

② 梵语是 prana。

死
亡

打嗝声。

当用尽了所有方法去"自我救赎死亡",当每一种运动的能力都消失了,并且我们的心意作用也就是思维和思想意识停止了,我们就到了离开这一生的境相和宝贵身体的时刻。此时元素会逐渐消融,代表了死亡最为秘密的信号,显现为:

- 当地大元素的粗大方面融入其微细的本质当中时,体力就消失了,变得不可能生起,心变得昏昧。此时感到一种很大的恐惧感,同时伴随着跌入恐怖悬崖的感觉,尽管亡者仍然躺在床上。

- 当水大元素的粗大方面融入其微细的本质当中时,液体会从鼻子和嘴巴溢出,尿液也不能再滞留,眼睛上翻,耳朵不能再听到声音,嘴巴和鼻子变干。此时伴随着骤然跌落深潭中的感受而感到巨大的恐惧。

- 当火大元素的粗大方面融入其微细的本质当中时,体热从手、脚和眉心开始消散,肤色变得黯淡,意识变得模糊。此时伴随着身体掉入可怕火坑的感受而感到一种巨大的恐惧。

- 当风大元素的粗大方面融入其微细的本质当中时,外部呼吸变得吃力和急促,意识在内部变得模糊,觉知消失。此时伴随着身体被扫进可怕旋风中的感受而感到巨大的恐惧。

- 当风大元素的微细方面融入意识当中时，外呼吸就突然停止了。因为白色和红色元素（译注：指"白菩提"和"红菩提"）失去了它们的正常功能，在光明的明性显现之前的被称为显现、增长和证得（校注：传统上译为明、增、得）的三种光，也叫作白、红和黑[1]，一个接一个地显现。此时内部呼吸仍然在身体内存在。

如果现在处于临死中阴的这个人，在活着的时候跟解脱之道结下了因缘，并对此有一些经验，一个有经验的朋友应当在亡者的耳中放入一根竹筒或类似的东西，如果是男性则放在右耳，女性为左耳，并低声念出以下词句：

"听着，高贵传承之子／女！现在所谓的死亡已经来到你身上了。这不仅会发生在你身上，而是对所有众生都不例外。不要执着于这一生的业相。现在你的见相正在显现为'实相中阴'，明觉之智的自然能量。现在你的身体和你的心识已经分离，因此所有的显现——细微、明净、光明和清澈的——光球

---

[1]　显现或白色（藏语 *snang ba* 或 *dkar lam*），增长或红色（*mched pa* 或 *mar lam*），以及证得或黑色（*thob pa* 或 *nag lam*）。在死亡的时候，这些光出现在亡者的明光（或地光明）显现之前，它们分别跟阴性生命精髓（白菩提）从头顶下降到心轮，阳性生命精髓（红菩提）从脐轮上升到心轮，以及它们在心轮的相遇有关。在反向顺序当中，这三种光是先于重新投生或受生之前发生的。

死
亡

和形象（诸如静忿百尊的形象），闪闪发光如同夏季平原上的海市蜃楼，将会显现：它们是清静实相的境相。不要害怕这种境相！把它们认证为你真实状态的自然能量。在这种光中，法性的自然声音将会如同千万个响雷般回响。不要害怕。把它认证为你真实状态的自然声音。你只是拥有这个所谓的'业力痕迹的意生身'，并非血肉之躯，所以声、光和光线的显现不会伤害到你。因此把它们认证为你自身的相，这样你就能够让自己处于实相中阴里了。"

以同样的方式对亡者给予这种引导并提醒他/她三次或者更多次是极其重要的。如果我们在死亡的那一刻完全认证了大手印①的证悟如同秋天无瑕的晴朗天空，地②光明和道光明将如同江河汇入大海一般融合起来，或者如同母子相遇互相认出来一般。通过这种确认，我们会在这个状态里安住不确定的时间，并且将会确定获得"大无碍迁升"③的解脱证悟，不必经过中阴状态。

一旦死亡中阴开始了，对于所有那些活着的时候没有接触过解脱修道经验的人而言，正确地实施以下方法是极其重要的：应

---

① 大手印（藏语 *phyag rgya chen po*）：这里是指心的最终本性。如同在教文里所述："是地光明的完全显现。"

② 地（基）是指我们的本来状态。

③ 藏语 *yar gyi zang thal chen po*。

当把尝解脱^①放在亡者的嘴里，然后，在外部呼吸停止之前，一位有经验的朋友应当以一种亡者能够听到的方式唱无上殊胜和甚深的金刚歌^②，或者至少念诵"啊阿哈夏萨玛"，也就是普贤王如来六界的心髓^③。然后要在他／她的胸口放上"触解脱轮"，咒字朝向亡者^④。这样做我们就可以保证这个人在未来通过六解脱^⑤的能量的功德，将会进入阿底佐巴钦波的解脱道，并且从轮回的痛苦和三界中得到完全解脱。

如果我们在活着的时候曾经修持过在死亡中阴里必不可少的教法，并且获得了修法经验的效果，在那个时刻我们必须能够忆起这些要点。当我们具体地经验和发现了身体和粗大的五大元素相连的关系，我们必须保持着觉知，不要让自己被心的

---

① 物质成分，诸如药丸和粉末，以特别的方式加持过，服食了可以导致解脱（藏语 *myong grol*）。

② 金刚歌是属于 *grtags grol* 密续（校注：系解脱密续）中的密咒；很多组成了大圆满伏藏教法的秘密指示。金刚歌以邬金国的语言写下，表示了普贤王如米佛父母的状态。唱诵它可以让我们把相对状态融入歌声当中，并且进入声音和明觉不二的状态。

③ 普贤王如来六界的心髓，在这里是指六界种子字的名称。普贤王如来代表了本初觉悟的方面，形象为与普贤王如来佛母双运的天蓝色佛像。

④ 一个写上密咒并加持过的圆形的纸或者布，通过戴上并接触到这种纸或者布就可以导致解脱（藏语 *btags brol gyi 'khor lo*）。

⑤ 六解脱（藏语 *grol ba drug ldan*）是六种方法，在六根的基础上，为接受者种下未来的从局限中解脱的因缘。六解脱是见解脱、听闻解脱、嗅解脱、尝解脱、触解脱或系解脱、意解脱。

二元分别念所支配；我们应当持续处于真实状态的觉知当中，这就是明觉的自然状态。即使那些活着的时候能够准确认证明觉状态的人，当他们在这个中阴状态的时候也无法避免在临死中阴①里所经历的所有具体觉受。由于所有这些觉受的存在只是跟心有关，他们安住在心的本性或者明觉状态里。这样，就像不好的反射影像无法损害显现出它们的镜子，所有这些心意的痛苦经验将会自然消融。

实相的中间过渡状态（实相中阴或法性中阴）

在"实相中阴"中的解脱可以通过确认一切都是自身显现的教法来成就，如同儿子跳到母亲的膝腿上②。

"死亡"被定义为外在或粗大元素融入内在或微细元素并且外呼吸完全停止的一刻。对那些在生时已经圆满成功进入究竟解脱之道并且获得了一些经验的人而言，有关于在实相中阴中如同"母子相遇"般获得解脱的可能性的教法。这种教法解释

① 这特别是指由元素组成的粗大身体跟元素之间的关系。尽管元素的消解以及与之相关的经验无论如何都会发生，亡者并不会被恐惧和其他情绪所压倒，因为亡者认证了他／她的自性光明。

② 藏语 rang snang la yid ches pa ma pang du bu 'jug pa lta bu'I gdams ngag。

了通过上师引导给我们的经验所生起的境相① 就是我们自身的显现，可以比喻为"儿子"，而在死亡时所生起的境相可比喻为"母亲"，在这个刹那中母智慧和子智慧② 互相认证，我们就能够获得解脱。

此时，作为亡者的神识作用已经融入虚空的征相，身体会变得如同石头一般毫无生气，其气息也在空气中消散。清静觉知的状态如同火花一般飞起③，粗大和微细的物质境相以及念头突然停止，这就叫作"实相中阴"。实际上，实相中阴是明觉的本初能量④ 之相的生起。在这个阶段里，对那些已经有过修法要点经验的人而言，所有的相都完全显现为五色光的形象，这就叫作"融入明光的虚空"。当明光融入"和合状态"⑤ 里的时

---

① 指由经验生起所产生的境相显现，是在大圆满教法中尤其是利用明性境相的顿超又称托噶的修法中所描述的四相的第二相。四相是"法性现前""证悟增长""明觉如量""法性穷尽"。

② 母智慧和子智慧（藏语 *ye shes ma bu*）跟母光明和子光明（*'od gsal ma bu*）相应。前者在实相中阴里显现，后者是由上师所引导给弟子的智慧，弟子必须加以熟悉。

③ 这是指神识离开身体。对普通人而言，这种状态在死后很快就会发生。修行者的神识可以安住在禅修定境（藏语 *thugs dam*，图当）当中一段不确定的时间，此时他／她的神识仍留在身体里。这里的教文讲的是明觉（*rig pa*）而不是神识（*rnam shes*），因为这个开示是为修行者而作的。

④ 本初能量（藏语 *gdangs*，当）是本初状态潜能（*thugs rje*）显现的三种方式之一。其他两种方式是扎（*rtsal*）和若巴（*rol pa*）。

⑤ 在这个语境当中，"和合"（union，梵语 *yuganaddha*，藏语 *zung 'jug*）是指作为实相状态的基本方面的本来清静和本自圆满的不可分离。

候，身体显现为光，生起无尽的五方佛部的光明境相。那些在生时没有熟悉修法的人，就只能够经验到一种类似昏厥的黑暗状态。

这种中阴状态的性质是什么呢？这是一种类似于我们上床睡觉睡着了，当我们的五根或者六根以及它们的诸识向内消退，并且所有念头突然终止的状态。那些很熟悉修法要领的人，通过运用修道的不共方法，在一种心的真实本性的正念觉知的状态里入睡。尽管在此期间心没有制造任何念头，觉知之流和明觉在持续着。那些有这种经验的人认知到所有的梦境无论是美梦还是噩梦，都仅仅是梦而已。

由于这个重要的原因，修行者应当总是重视夜修法。无论谁能够在睡着的时候持续具有不间断的明觉的觉知，就能够在实相中阴期间保持不间断的明觉觉知。如果我们在这个状态中具有不间断的明觉之觉知，我们就能够认证出"五方佛部之境相为门"，"智慧之相即是解脱"，以及"本自圆满之相即是最终的证悟"。这些境相作为我们的自性显现一个接一个地出现。我们也会把心的本性的本自圆满的潜能的声、光和光线认证为自身的状态，在此时没有受到心的昏昧而赤裸显现。从此时开始，我们将会从二元的牢笼中完全解脱出来，这就叫作"直接解脱"，也被称为"直面自身之显现"，表示无碍的确定解脱。

五方佛部之境相为门 ①

把握进入时刻的要点是两个阶段："明觉进入光中"和"光进入明觉"。

进入光中的明觉

"进入光中的明觉"② 意思是从我们心中发出的光线跟五方佛部中的每一位佛陀的心融合起来，并且保持这个心的稳定③，见到这些五方佛部，我们安住在三摩地④的状态中五日。有的人以为"日"这个说法是指一般的语义，但很多证悟的上师曾经开示过，这个说法在这里是指"禅观日"，也就是说我们在活着的时候⑤所能够安住在三摩地的寂静状态中的时间长度，这就叫作一个"禅观日"。

---

① 藏语 *'jug pa tshom bu'i snang ba*。

② 藏语 *rig pa 'od la phar 'jug pa*。

③ 保持心的稳定（藏语 *sems dzin*），这里跟图当（*thugs dam*）等等同义，在死后安住于禅定。

④ 这里使用的藏语是桑丹（*bsam gtan*）。

⑤ 字面上是指处生中阴（藏语 *rang bzhin skye gnas kyi do* 或者 *'chi bar do*）。

死
亡

进入明觉的光明

"进入明觉的光明"[①]是指一旦我们发现了明觉的自然状态，我们见到从五方佛部的诸佛心中射出光线穿透我们的心，并且所有五方佛部的境相立刻融入我们自身。此时，我们仅仅忆起认证自身状态的教导，让自己处于这个光明的境界当中，因而让自己从关于实有概念的业力痕迹里解脱出来。而且，认证出明觉的状态，我们就获得了洞察力，因此在同一个刹那当中，我们就获得了不可逆转的确定解脱。

解脱智慧之相 [②]

刹那解脱的法门称为"与智慧相融"[③]。如果在"进入"的时机中我们没有达到确定的解脱，此时一道白光从我们心中发出。这道光扩散并在我们面前显现出一道光明的光带，在其中心有一个类似水晶镜子的光明的白色明点，以其他四色的小明

---

① 藏语 *'od rig pa la tshur 'jug pa*。

② 藏语 *grol ba ye shes kyi snag ba*。

③ 藏语 *zung 'jug ye shes la thim pa*。

点作为装饰 ①；这就是大圆镜智 ② 的自然光明。在它上方显现出一个方形的黄色光带，中间有一个类似金色镜子的明亮的黄色明点，以其他四色的小明点作为装饰；这个明点就是平等性智的自然光明。在其上方显现出一个深红色的光带，中间有一个明亮的红光明点，以其他四色的小明点作为装饰；这个明点就是妙观察智的自然光明。在其上方显现出一个天蓝色的光带，犹如秋天天空的颜色，在中央是一个类似蓝铜矿镜子的明亮的蓝色明点，装饰着其他四种颜色的小明点；这个明点就是法界体性智的自然光明。这些就叫作"四种智慧总集之相"。由于成

①　装饰着其他四种颜色的小明点（藏语 kha dog bzhi'I thig chung gis rgyan pa），排列在在大明点内的四个方向上。

②　大圆镜智（藏语 me long lta bu'i ye shes）跟平等性智（ mnyam nyid ye shes）、妙观察智（ so sor rtog pa ' ye shes）、成所作智（ bya grub ye shes）以及法界体性智（ chos dbyings leyi ye shes）一起组成了五智，是五烦恼的真实自性。龙钦巴尊者在他的《心性休息大车疏》（Sems nyid ngal so'i 'grel pa shing rta chen po）中是这样定义它们的："法界体性智，毗卢遮那佛，是不可改变的，超越了主客能所的二元；如同天空一般处于光明的究竟平息中，没有任何心的造作。大圆镜智，阿閦佛（不动如来）是明性和空性显现的基础，它是一切智慧的广大源泉，是一切之基的藏识的完全平息，其他诸识由此而生起。它是其他三种智慧的基础；如同一个明亮的镜面，没有二元的染污。平等性智，宝生佛代表着万物平等和万法平等解脱的完全圆满。完全熄灭了我慢，是对自他平等以及存在与解脱不可分离的了知。妙观察智，阿弥陀佛是对万法各类显相有别以及其最终本质的了知。贪求的完全平息，是对万法和因果关系的空性本质以及各种相对显现的本性的了知。成所作智，不空成就佛是不可思议的觉悟事业，从来不会受到阻碍。嫉妒的完全平息，通过身语意没有障碍地自然成就他人的愿望。"（多珠千出版社 Dodrupchen，甘托克 Gangtok，锡金，vol Kha，ff.170–172）

死
亡

所作智的显现能量还没有达成，绿色的光带并没有显现。如果在这个时刻我们忆起了教法的要点，并且我们把这些智慧境相的显现认证为自身的状态，这就叫作"金刚萨埵的内在中空之道"①，我们在这个状态中获得了不可逆转的确定。此时，我们就从元素当中解脱了，因为我们已经与肉身分离；我们从烦恼中解脱出来，因为明觉的状态是无染的；我们也从主客能所的二元对立中解脱出来，因为明觉既没有内也没有外。

最终证悟之自圆满相②

这个最终证悟的修道阶段叫作"融入稀有自圆满的智慧"③。在这个刹那中，四种智慧从十方融入我们自身——上、下、四方和中间等所有方向——显现出一个光明的明点空间，在中间如同秋季的纯净晴空的蓝色，周边围绕着黑色、白色、红色、黄色和绿色光的五个同心圆形，内外都是透明和非物质的。我们所感知到的一切都会显现为这个光明的明点层面，这就叫作"稀有的自

---

① 藏语 rdo rje sems dpa' khong gseng gi lam。"金刚萨埵的内在中空之道"，之所以这样称呼，是因为它如同一条无漏的空管道。

② 藏语为 mthar phyin pa lhun grub kyi snang ba。

③ 藏语为 ye shes lhun grub rin po che la thim pa。

圆满智慧之相"或者"稀有的秘密层面"。[①]

在这个刹那当中，八种显现[②]同时生起。这个境界有各种显现的结果：

- 当这个境界显现为能量，我们会对三界[③]的所有众生感到如同母亲对独子之爱。

- 当这个境界显现为光，其光线遍满一切世界。

- 当这个境界显现为色相，所有境相都显现为如同本尊[④]。

- 当这个境界显现为智慧，一切诸佛的净土都清晰地显现在我们的诸根之中。

- 当这个境界显现为不二，我们完全安住在没有概念的禅观状态里。

- 当这个境界显现为从局限中解脱，我们就直接证悟了实相。

- 当这个境界显现为不净轮回之门，我们感知到幻相当中的万法都是如梦如幻。

- 当这个境界显现为清静智慧之门，我们就证悟了不共的如

---

① 藏语为 *lbun grub ye shes rin po che'i snang ba* ovvero *rin po che gsang ba'i sbubs*。

② 八种显现（藏语 *shar lugs brgyad*）：八种不同的显现方式，其中清静层面和不净层面都显现为本初状态的功德品质。

③ 三界（藏语 *khams gsum*）：欲界、色界、无色界。

④ 本尊（*yi dam*）：跟修行者有着特殊因缘联系，故成为其主要密乘修法的本尊。

死
亡

所有智和尽所有智①。

此时,"如遇故人的教导"能够让我们对自身的显现具足信心。"如同稳定的金手术刀②一般的教导"能够让我们安住在没有概念的禅观当中。最终,"如同善射者射出不回头的箭一般的教导,"能够让我们直接获得万法一如的状态。应当在实相中阴的每一个阶段都忆起这三个精髓教导,这是一个极其重要的要点。

当我们以这种方式成就了本自圆满的稀有智慧之相的最终证悟,诸如天眼通的一切自性功德就都显现了。当太阳在天空中升起的时候,放出无数灿烂的光芒;同样的,如所有智和尽所有智向所有世界扩展,并通过六位化身佛③等等的显现,对所有众生依其状况生起无有间断的利益。此时,八种消融④也出现了:

· 通过能量融入能量,关于必须被教化的众生和进行教化的诸佛都如同黄昏的日落一般消失了。

· 通过智慧融入智慧,明觉状态在基的状态中解放,如同儿

---

① 如所有智和尽所有智(藏语 *ji lta ba ji snyed pa'i ye shes kyi mkhyen cha*)是证悟者对万法显现及其空性本质的自然了知。

② 金手术刀(藏语 *gser gyi thur ma*):在心脏手术中使用的手术刀,需要保持稳定(*mi 'gyur*),因而不会危及接受手术者的生命。

③ 即六位佛陀或者圣者(藏语 *thub pa drug*):天道佛、阿修罗道佛、人道佛、畜生道佛、饿鬼道佛、地狱道佛。他们显现在六道之中,分别是天道、阿修罗道、人道、畜生道、饿鬼道和地狱道,是为了救度在这些道中的众生。

④ 八种融消(藏语 *thim lugs brgyad*):这是指把之前显现为行者的品质状态的清静和不净层面重新收摄到其本初状态之中。

子跃进母亲的怀中。

· 通过光融入光，一种无分别的状态变得清晰明了，如同消失在空中的彩虹。

· 通过色相融入色相，这种了知在内在闪耀，如同瓶子的年轻身体[①]层面。

· 通过不二融入不二，一切万法与法界相融，如同水入于水。

· 通过解脱局限融入解脱局限，行者安住于实相本身，没有了对概念的专注执着，如同天空融入虚空。

· 通过不净轮回之门融入清静智慧，轮回与涅槃都聚集于一个明点之中，如同帐篷的绳索被倒卷之时。

· 通过清静智慧之门融入基的本体状态[②]之中，我们拥有了本来清静的真实状态，如同狮子拥有冰川。这就叫作"融入本来清静的本自圆满"[③]，是在本初状态中的最终解脱的证悟。

所有在《西藏度亡经》里所描述的在实相中阴里出现的无尽的静忿本尊的显现都是跟刚才所讲解的原则有关的。然而，在中阴状态里并非所有众生或者人类都会有静忿百尊等等的境相。在

---

① 如同瓶子的年轻身体（藏语 *bum sku/gzhon nu bum sku*）：我们的本初状态。

② 指本体（*ngo bo*）跟自性（*rang bzhin*）和潜能（*thugs rje*）组成一个三合一的代表着众生的基三种属性或者三种展现为潜能的智慧。

③ 藏语 *lbun grub ka dag la thim pa*。

死亡

这个时候，作为我们本自圆满的潜能的声、光和光线的能量，仅仅会对那些在处生中阴里追随过真正的上师以及已经有过一些修道经验的人显现为静忿本尊的形象，比如根据密乘^①的密咒教法有过清晰的本尊显现。在这个刹那当中，如果我们认出这些境相是我们自己的能量，而不是把他们感知为外在的对境，并且如果我们安住在这个状态里，这些境相本身就成了从二元牢笼中完全解脱的一个因缘。尽管在我们活着的时候，没有成功获得修道的重要经验，诸如依照密乘教法而有本尊的清晰显现，如果在实相中阴里我们能够保持没有间断的持续的觉知乃至明觉，我们就没有错过任何重要的方面。

受生的中间过渡状态（受生中阴）

对于那些在"受生中阴"（校注：又译为投生中阴）里的众生而言，有能够把业力倾向导向有利投生的教法存在，如同在断开的水管中的水流得到恢复^②。受生中阴类似于做梦的状态。当

---

① 密咒乘（梵语 Guhyamantra，藏语 gsang sngags）是金刚乘或者密乘的同义词。

② 藏语 *bag chags kyis mthsams sbyor ba yur ba rkang chad la wa 'dzugs pa lta bu'i gdams ngag*。

我们上床睡觉的时候，在睡着之后的某个时候，我们的六根识就苏醒过来了。于是心识跟其他诸识一起形成了意生身，我们在当时环境的基础上经验着最为变化多端的梦境。

同样的，在受生中阴里，亡者的心识和其他诸识在死亡后保持了大约三天昏迷之后重新苏醒过来，心识和其他各识生起了意生身。此时，根据当时的环境情况，受生中阴的境相逐步显现出它们各自的方式。我们有时候刚睡着了就会立刻做梦，而其他时候只是在睡着了很久之后才做梦。类似的，实相中阴的持续时间无法被准确地限定，而最为普遍的看法会认为意生身大多数会在死亡的三天之后显现。

梦境是由各种因素来决定的。由有力的助缘所导致的梦是跟业力痕迹相关联的——某种强烈的突然惊吓，剧烈爆发的嗔怒，或者在生命中触及我们内心深处的事件——当我们熟睡的时候就会显现。其他梦主要是跟行为活动或者最近情况有关，当睡眠很轻的时候就会显现。同样的，在受生中阴里，我们不再有一个血肉的身体，而在死后的第一周里，由于刚刚结束的人类生命的业力痕迹，我们会觉得我们没有死去，还活在人类的境相里。（刚死去的）人类几乎总是没有觉察到（自己）已经死亡；他们对那些仍然活着的、对他们而言做出不好行为的人感到执着和嗔怒。这就导致了他们更加痛苦。对于死亡的缺乏觉知成了通过执着、嫉妒、贪婪、愤怒和嗔恨进一步积累恶行的原因。

在这个阶段里，挚友或者佛法上师或者圣教的修行者应当缓慢而清晰地诵读原名为《*Bardo Thodrol*》①或者《中阴闻教得度》的《西藏度亡经》。这个教文能够让亡者明白他/她已经死去了，而死亡是会降临到每一个人身上的不可避免的命运，因此，苦恼和以贪执和嗔怒来积累业力是没有用的。尤其是这本书，如同为不识路的旅行者指出道路的向导一般，直接介绍了中阴状态的境相及其含义。而且，如果亡者是西藏人或者懂得藏语，那就应该用藏语来诵读《中阴闻教得度》。如果亡者是讲英语、俄语或者其他语言，就应该用相应的语言来诵读这本书，这一点是非常重要的。这是因为在中阴状态的第一个星期里，亡者仍然具有很强的与其国籍、语言和文化的其他方面有关的业力痕迹；知道如何跟亡者的心境相应是绝对重要的。

我们在受生中阴里具有类似于在梦中所具有的身体，具备各种不同的品质，诸如天眼通和无碍的神通力，比如无碍地去几乎所有地方的能力以及刹那间去我们想要去的任何地方的能力。处于这个状态的众生具有比以前清晰七倍的心；他们拥有所有的诸

---

① 通常，如果亡者是修行者，最好是为他们念诵《中阴闻教得度》。Zhi khro 或者"静忿百尊"修法是为了帮助任何人而修的。Zbi khro dgongs pa rang grol，字义为"静忿百尊实相自解脱"，是由噶玛林巴（14世纪）所发掘的系列教法的名称，其中包括了《中阴闻教得度》。

根，也能够被拥有"天眼"①的人看到。因此，忆起他们曾经接受过的教法，他们或是依靠自己获得解脱，或是通过其他人的帮助获得解脱，比如当拥有知识经验的上师召唤亡者神识的情况下，并且给这个众生进行开示。此时，如果我们活着的时候，对由一位真实上师所引导介绍的实相的知识具足信心，即使有一点点的经验体会，仅仅通过忆起诸佛净土②的显现以及我们过去的因缘倾向的重新觉醒，我们就能够幸运地重新投生到大乐净土、光明净土、莲花宝塔净土或者究竟圆满事业净土③。

通常，中阴状态会持续四十九天，也就是死亡之后的第一到第七周。从第一周起的每一周的最后一天，有所谓的"小死亡"发生，在中阴状态下的意生身回到暂时的昏迷之中，过了一些时间之后又重新出现。在这些每周重复发生的时刻应当为亡者诵读《中阴闻教得度》的开示。

在每一周的过程中，生前的人类或其他生命的业力痕迹会变

---

① "天眼"（lha'i mig）是五种神通力（mngon shes lnga）之一，它们是如意通（rdzu 'phrul gyi mngon shes）、天眼通（lha'i mig gi mngon shes）、天耳通（lha'i rna ba'i mngon shes）、宿命通（sngon gnas rjes su dran pa'i mngon shes）、他心通（gzhan gyi sems shes pa'i mngon shes）。

② 这是指"净土"（sprul pa'i zhing khams），是觉悟者的化身所住的地方。

③ 东方净土叫作阿閦佛或金刚萨埵的"大乐"（mngon pa dga'ba）净土；南方净土叫作宝生佛的光明（dpal dang ldan pa）净土；西方净土叫作阿弥陀佛的莲花宝塔（pad ma rtsgs pa）净土；北方净土叫作不空成就佛的圆满事业（las rab rdzogs pa）净土。

得更淡。没有了肉身就没有了影子，亡者就没有了物质障碍，能够施行一些神通，不再依靠感觉器官，并拥有"粗大"的他心通。而且会显现出一些征相："六种不可预测的征相""四种恐怖敌人""三种可怕深渊"①，等等。此时，大多数众生都会明白到自己处于受生中阴里。那些对人类生命的性质没有觉知以及不明白《中阴闻教得度》的教导含义的众生会经受各种痛苦，诸如发现自己在中阴状态里孤独无依和遭受遗弃，离开了在世时所积累的财富和亲人朋友，当他们通过粗大的他心通了解到朋友和亲人们以及憎恨他的人的想法的时候，就会更加的忿恨。

所有通过这些经验所积累的业行会变成决定其投生环境的因缘。无论如何，从第四周开始，决定亡者重新受生的业力痕迹会变得更强，而与此有关的境相和感受会变得更加强烈。

因此，在这个阶段从不丧失持续的正念觉知，以及忆起在《中阴闻教得度》里所介绍的要点就是极其重要的。

如果在此期间里，我们转投到一道白光之中并且有一种进入了寺庙、教堂、花园或者用宝石做成的宝塔等等的感觉，这就是投生为天人的征相。

---

① "六种不可预测的征相"（藏语 *ma nges pa'i rtags drug*）：安住的处所、眷属、饮食、生活资料、行为和心事。"四种恐怖敌人"（*'jigs pa'i dgra bzhi*）：以可怕方式显现的四种元素。"三种可怕深渊"（*ya nga ba'i g.yang sa*）：心的贪嗔痴三毒的三种颜色。

如果是转投到嫉妒的暗绿光道里，我们有一种穿越险峻崎岖的山脉或者进入了充满荆棘的狭窄峡谷或者蜿蜒的裂缝的感觉，或者看见一圈火，这就是投生为阿修罗的征相。

如果是转投到贪执的黄色光道之中，我们有一种进入了宫殿或者寺庙的感觉，这就是投生为人的征相。

如果是被愚痴的暗褐色光所吸引，我们有一种进入了洞穴、岩石或者山间裂口，或者进入了一条长长的缝隙，这就是投生为畜生的征相。

如果是被贪婪的红色光所吸引，我们有一种到了一个草木不生或者没有水的干旱平原的感觉，这就是投生为饿鬼的征相。

如果被嗔恨的暗蓝色光所吸引，我们感觉到进入了充满砾石的狭窄山谷，或者进入了一条水流湍急的狭窄峡谷河流，或者进入了一个黑暗的房子或者铁房子，这就是投生到地狱的征相。①

如果上师在这个阶段里召唤亡者的神识，开示中阴状态的性质，这个人就有可能获得解脱。否则，当他 / 她重新投生为人之后，将会回到一个佛法修行者的家庭，并且在遇到圣教之后，将会逐渐获得解脱。

---

① 天人（lha）道、阿修罗或者半神人（lha ma yin）道、人（mi）道、畜生（dud 'gro）道、饿鬼（yid dwags）道和地狱（dmyal ba）道，是分别跟傲慢、嫉妒、贪执、愚痴、贪婪和嗔恨作为主要烦恼情绪相应而显现的六个层面。

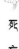

死亡

祝快乐和幸运！

——却嘉·南开诺布